stress reduction techniques

世界最高峰の研究者たちが教える

田中はじめ

ストレス解消法

SOGO HOREI PUBLISHING CO., LTD

この本を読んでいる人は、
がんばり屋さんなのでしょう。
ストレスを感じている人は、
少しがんばりすぎて
疲れているのかもしれません。

本書を読めば、

多少のストレスを感じても

立ち直ることができるようになります。

本書に載っているストレス解消法は

すべて効果が実証されているものです。

まえがき

現代社会に生きている人は、いつもストレスにさらされています。テクノロジーが発達し、仕事でもプライベートでもいつでも連絡が取れる状況で気が休まる時間がありません。

仕事ではいつも満員電車で通勤し、ノルマに追われ、家庭では家族サービスが当たり前のように求められます。

学生は、友だちの顔色をうかがいSNSをチェックし、流行《はや》りのドラマを見て、流行りの洋服を着て、流行りのメイクを覚え、友だちに話題を合わせないといけません。家では、親に勉強や部活のことをいわれ、親の顔色もうかがわないといけません。

みんな、常にスマホを片手に持ち、スキマ時間ではSNSのチェックをしたり、YouTubeなどの動画を見たり、通信ゲームをしています。何もしていない時間はほぼ存在しません。このような状況が、現代社会を生きている私たちの現状です。

このような生活では、ストレスがゼロになることは絶対にありません。私たちは生涯、ストレスと付き合っていかなければならないのです。しかし、ストレスとうまく付き合っていく方法はあります。上手にストレスと付き合っていくことができれば、自分でストレスをコントロールできるようになります。

本書では、世界の最新の研究をもとに、ストレスを軽減する方法や、メンタルヘルスに効く方法、なぜストレスを感じてしまうのかなどを紹介していきます。

本書に掲載しているすべてを実践する必要はありません。無理のない範囲で自分が試せるものから実践してみてください。

1つでも実践していただければ、ストレスが軽くなることは間違いありません。また人間はどういう状況でストレスを感じてしまうかがわかれば予防にもなります。

本書で掲載している研究はすべてハーバード大学、スタンフォード大学、コロンビア大学など世界でも一流の研究者たちが研究してきたものです。

本書で掲載している研究の一部を紹介すると、

○朝食を食べると幸せになれる

○都市部と田舎に住むのでは、どっちが幸せ？
○納豆を食べるとメンタルヘルスに効く
○子どものときに引っ越しを複数回するとうつ病の可能性が高くなる
○ストレスで髪の毛が抜けてしまうことはあるのか？
○男性の未婚者は老けやすい
○ガーデンニングをすると認知症予防になる

どうでしょうか？　本書の内容の一部は、ざっとこんな感じです。

少しでも興味を持っていただけたのであれば、本文を読み進めてください。きっとあなたのストレスに何かしらのお役に立てることでしょう。どうか最後までよろしくお付き合いください。

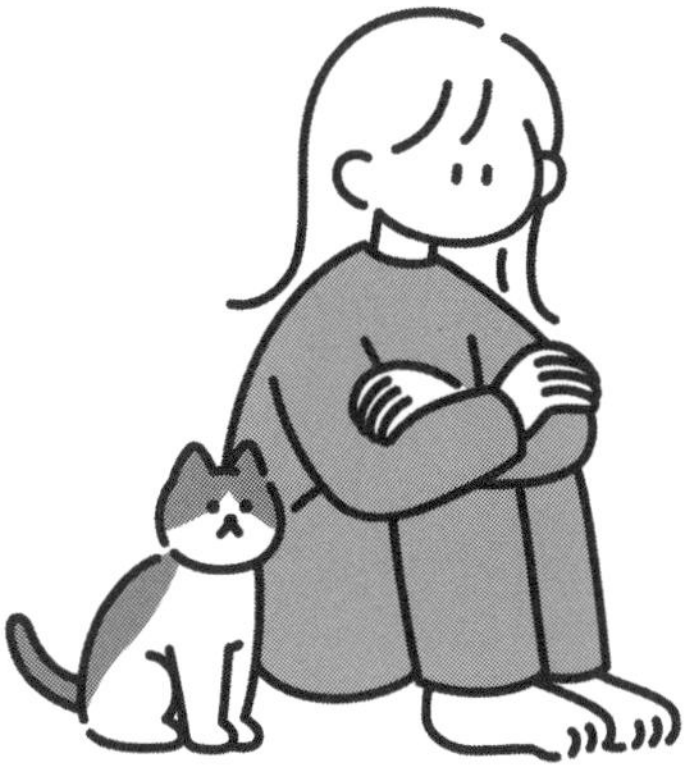

「ストレス」サイン

不安になりやすい

仕事でミスが増えている

疲れやすい

なんかイライラ

お腹を壊しやすい

突然泣きたくなる

ジャンクフードが食べたくなる

寝つきが悪くなっている

動悸《どうき》がする

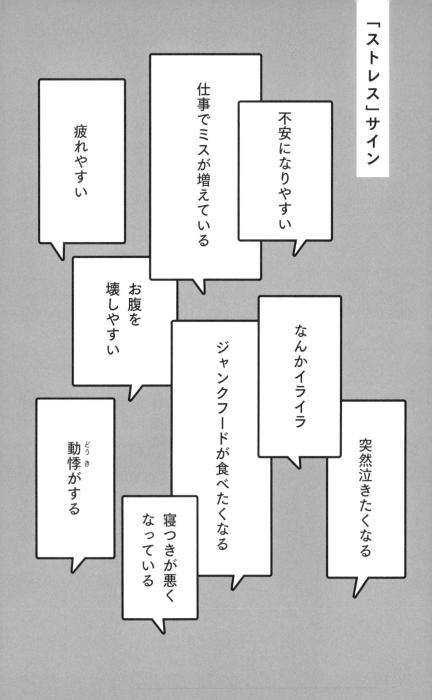

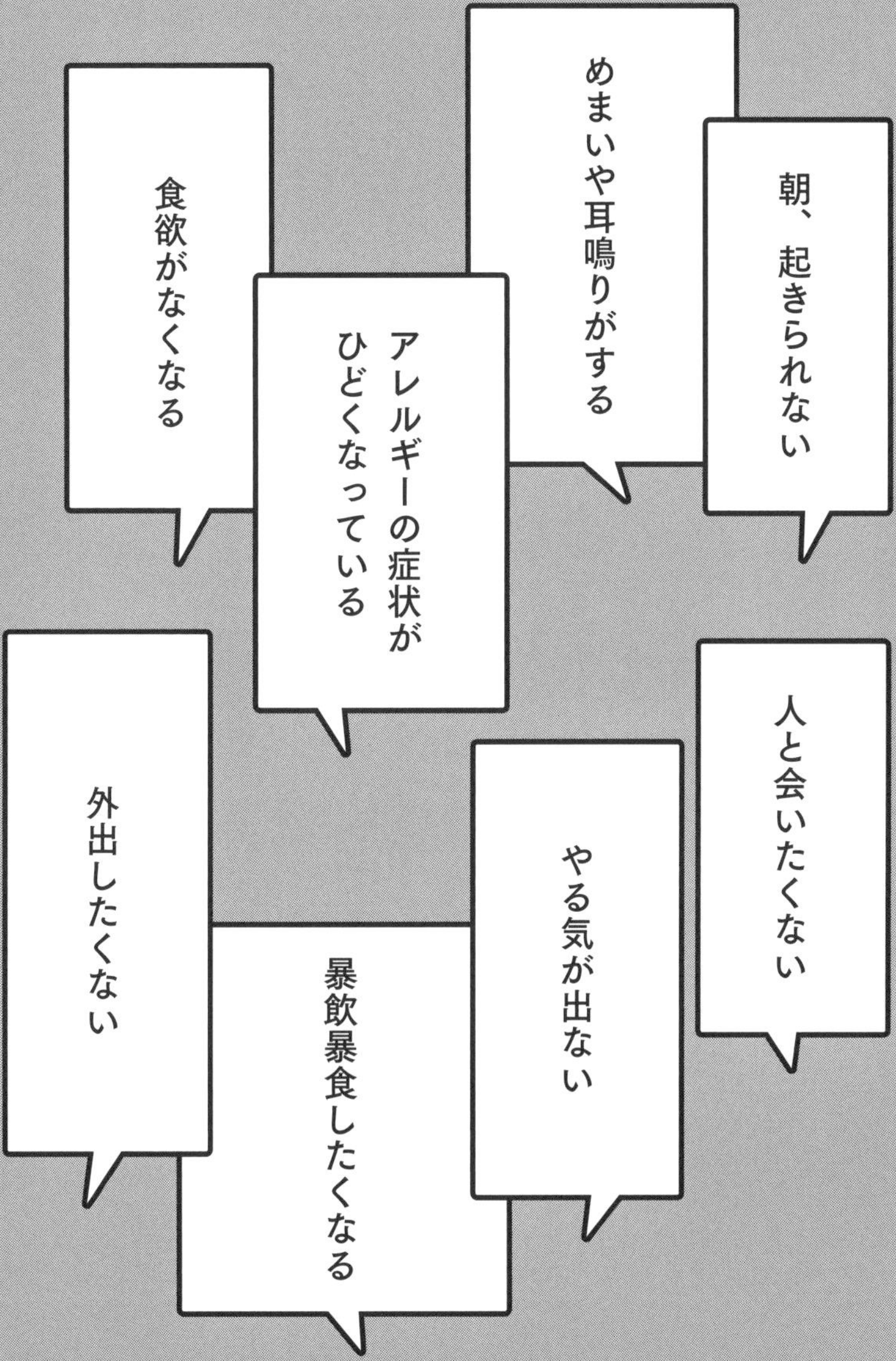
朝、起きられない
めまいや耳鳴りがする
アレルギーの症状がひどくなっている
食欲がなくなる
人と会いたくない
やる気が出ない
暴飲暴食したくなる
外出したくない

contents

第1章 知っておきたいストレスのこと

第2章

すぐに使えるストレス解消法①

第3章

すぐに使えるストレス解消法②

第4章 子どもとストレス

第5章

知識としてのストレス

第6章

社会とストレス

装丁：別府拓（Q.design）
本文デザイン：木村勉
DTP：横内俊彦
校正：髙橋宏昌

第1章

知っておきたいストレスのこと

01

なぜ人間にはストレスがあるのか？

ストレスは人生で避けられないものです。仕事、学校、勉強、病気、家庭、介護などさまざまな場面でストレスの原因になるものが潜んでいます。

私たちのストレスは、戦いや危険な状況から逃げるために緊張を感じ、警戒心を強めるための生存メカニズムとして進化しました。簡単にいうと、ストレスは危険な状況から命を守るために進化したものです。

適度なストレスは、モチベーションや問題解決能力、パフォーマンスなどの向上にも影響を与えることがわかっています。ストレスというと、悪いもの、いらないも、避けるものなど、ネガティブな印象を持っている方がほとんどだと思いますが、適度なストレスが必要な場面も多々あるのです。ストレスには、良いストレスと悪いストレスがあるのです。

しかし、ストレス状況が続き、過度なストレスが慢性化すると、免疫力が弱まり、風邪や感染症などの病気にかかりやすくなってしまうのです。免疫力が弱くなると、細菌やウイルスから体を守れなくなってしまい、病気になりやすくなってしまいます。

米国カーネギーメロン大学のシェルドン・コーエンらは、ウイルスの液体を直接鼻に入れて、どういう状況の人が病気になるかという研究を行いました。

その結果、長期にわたる心理的ストレスを抱えている人が一番病気になりやすいということがわかりました。

私たちは、心理的または物理的な脅威に直面したときに、脳は警報システムを作動させるようにできています。この状況になると、コルチゾールと呼ばれるストレスホルモンをたくさん放出するようになります。私たちはストレスを感じるとコルチゾールが急速に上昇し、ストレスが収まるとコルチゾールの量が正常に戻ります。

短期的には、コルチゾールは、直面した危機に対応できるようにエネルギーを確保しますが、それが長期間続き、慢性的になってしまうと、持続的にコルチゾールが放出された状態になります。そうすると、免疫細胞が破壊されてしまい、病気にかかりやすい状態になってしまうのです。

適度なストレスは私たちが生きる上で必要なことなので、私たちは自分に合ったストレスをコントロールしていく必要があるのです。

02

ストレスはコントロールできるの？

ストレスをゼロにすることは不可能です。

なぜなら、先ほども述べた通り、生きる上で適度なストレスは必要だからです。

ただ、ストレスを軽減させ、コントロールすることは誰にでもできます。自分に合ったストレスの解消法を知っていれば、ストレスは自分である程度、管理することができます。

ストレスを解消させる方法は、主に次の6つになります。

1つ目は、十分な睡眠を取ることです。睡眠を取ることによってストレスホルモンであるコルチゾールが軽減されます。また、サイトカインという異物や病原菌から体を守ってくれるたんぱく質が放出されるようになります。

十分に睡眠を取るためには、睡眠環境がとても大切になりますので、スマホをいじりながら眠ったり、電気をつけたまま眠るのは絶対にやめましょう。

2つ目は、定期的に運動をすることです。汗をかくと毒素が洗い流されます。また、体を動かすことによって、脳はポジティブな信号を放出し、コルチゾールを低下させます。いきなり、激しい運動をするのは、難しいと思いますので、まずはウォーキングやストレッチから始めましょう。ラジオ体操なんかもオススメです。

3つ目は、健康的な食事を取ることです。ストレスがあるときに、ポリフェノール、ビタミンC、ビタミンB、マグネシウム、鉄、亜鉛などのミネラルを含むものを食べるとストレスを軽減できることがわかっています。時間がなくて、バランスの良い食事が難しい場合はサプリや野菜ジュースなどで補うようにしましょう。

4つ目は、信頼できる友人や家族に悩みを相談することです。人は話すだけで心が軽くなり、解決策が見えてくることがあります。また、信頼できる人と過ごす時間は心が休まり、リラックスすることができます。

5つ目は、自然と触れ合うことです。自然の中で深呼吸したり、散歩をしたりするのは心身のバランスを整えるのに役立ちます。自然は癒やしの力を持っており、ストレスを感じたときにリフレッシュするのに最適です。

6つ目は、自分と向き合う時間を作ることです。特に深呼吸や瞑想がオススメです。深呼吸や瞑想は、エンドルフィンとセロトニンという幸せホルモンを増加させ、気分を改善してくれます。深呼吸は簡単にできますが、いきなり瞑想を実践するのは難しいと思いますので、短い日記を書いてみるのもオススメです。

日記を書くことで、1日5分でも10分でも、意識的に自分と向き合う時間をつくってあげると瞑想と同じ効果が得られるでしょう。

これらの6つの方法の中から、自分の日常に取り入れやすいものをまずは試してみてください。まずは、自分に合ったストレス解消法を見つけることが大切です。

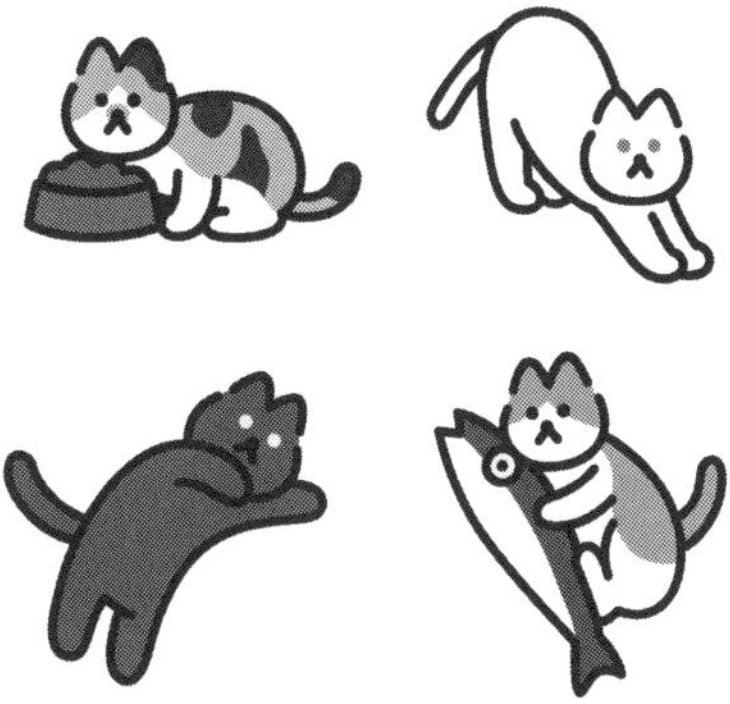

03

テストステロンが高いとうつ病になりにくい

女性ホルモンは気分や感情に強い影響を与えます。

このことは、数多くの科学的研究で明らかになっています。出産後の気分の落ち込みである「産後うつ」、月経前に発生する気分の変動などは、女性ホルモンの影響によって引き起こされるものです。

それに対して、テストステロン（男性ホルモンの一種）も、私たちの気分や感情、そして性欲に影響を与えます。テストステロンには、メリットが多くあることがわかっています。たとえば、自信や積極性を高め、ストレスを軽減でき、気分や感情のバランスを取る作用があるといわれています。デメリットには、攻撃性が高まりすぎてしまうことがあります。

男性が年を取り、男性ホルモンの分泌量が減少するにつれて、男性は一般的にうつ病に苦しむようになります。いくつかの研究では、テストステロン補給が被験者の気分にプラスの効果をもたらすことがすでに実証されています。

オーストラリアにあるウィーンの大学のルパート・ランツェンバーガーらは、テストステロンが人間の脳内のセロトニントランスポーター（タンパク質）の数を増加させることを世界で初めて実証しています。

では、テストロンを高めるには、どうすればよいのでしょうか？

一番効果が期待できるのは、筋トレです。筋トレにはテストステロンの分泌量を高める効果があることがわかっています。特に下半身を鍛える筋トレが、効果が高いとされています。まずは、スクワットをゆっくりでいいので無理のない範囲で行うといいでしょう。1日10回を朝、昼、晩に行うなどを継続していくといいでしょう。

他に日常で取り入れやすいこととしては、30分程度のウォーキングや軽いジョギングをすることです。ウォーキングや軽いジョギングを日中に行えば、日光浴もすることできます。日光浴にもテストステロンを高める作用がありますので、一挙両得でしょう。

04

幸福度が高い人は病気になる可能性が低い

自分の生活に満足している人や幸福度が高い人は、幸福度が低い人に比べて心臓病や脳卒中などの発症率が低いことがわかりました。

次の研究で、心や感情の健康を高めることが、心臓病、脳卒中の予防につながるということがわかりました。

中国科学技術大学のウェン・サンらは、イギリスのバイオバンクのデータベースに登録されている12万人以上の参加者のアンケートをもとに、家族、友人関係、健康、財政などの満足度と冠状動脈性心疾患、心臓発作、心不全、脳卒中の4つの主な心血管疾患の発症と関連性について調べました。

その結果、幸福度スコアが高い人は、幸福度が低い人と比較して、心血管疾患を発症する全体的なリスクが、10％から21％も低いことがわかりました。

具体的には、幸福度が低い人と比較して、幸福度が最も高い人は、冠状動脈性心疾患のリスクが44%、脳卒中のリスクが45%、心不全のリスクが51%、心臓発作のリスクが56%も低かったのです。また、幸福度が高い人はより健康的なライフスタイルであることがわかりました。健康的なライフスタイルとは、朝早く起き、夜早く寝て、バランスの良い食事をし、適度に運動することです。

この研究により、幸福度と心血管疾患のリスクとの間に相関があることがわかりました。この結果により、感情的および心理的健康が体の健康に与える深刻な影響があることがわかりました。いろいろな病気を予防するためにもメンタルヘルスはとても大切だということです。幸福度を高めるには、健康的なライフスタイルが一番の近道なのかもしれません。

どうしても、ストレスが溜まるとお酒を飲みすぎてしまったり、ジャンクフードを食べすぎてしまったり、甘いものをたくさん食べてしまったりして、不健康な生活をしてしまいます。そうすると、余計にストレスが高まり、同じことを繰り返してしまいます。そういうときこそ、この研究を思い出していただき、健康的なライフスタイルを心掛けましょう。

この研究を知っているだけで少しは日ごろの行動が変わるのではないでしょうか。

05

都市と田舎に住むならどっちがいい？

東京に住むべきが、田舎に残るべきか、高校や大学を卒業するとき悩む人も多いと思います。東京のような大きな都市に夢や希望を持って上京する人も多いでしょう。ただ、住むことを考えると、東京は家賃が高く、騒音、大気汚染、孤独、日照不足などストレスになりそうな要因がたくさんあります。では、実際にはどうなのでしょうか？

東京に住むより、田舎に住んでいたほうがストレスは少ないのでしょうか？

米国イェール大学のツーシン・カレン・チャンなどの研究によると、1997年から2017年までの20年間にわたってデンマークのすべての建物を衛星画像で調べました。次に、建物の高さや人口密度などを調べて、都市部、郊外、田舎（農村）などのカテゴリー分けをしました。そして、各カテゴリーで精神疾患と診断された人の数を調べましたが、この研究では、都市部とうつ病などの精神疾患との明確な相関関係は見つかりませんでした。

都市部ではSNSによる交流の機会が多く、それがメンタルヘルスに役立っているのではないかとチャンは述べています。また、田舎でも精神疾患が多いという相関関係は特に見つかりませんでした。

精神疾患との相関関係が唯一見られたのは、郊外に住む人たちでした。郊外でも都市部に近い場所では相関性はなかったのですが、都市部から離れ、周りにお店などが少ない郊外に住む人のうつ病のリスクが高いことがわかりました。

都市部から離れた場所に住む人のうつ病のリスクが高い理由としては、電車や車での通勤・通学時間が長いことや、カフェ、レストラン、衣料品店など、人々が集まる場所に行くまでに時間がかかることなどが一因であると考えられています。もちろん他にも多くの要因があるかもしれません。

ただ、郊外に住むことのメリットもあります。プライバシーが保たれ、都市部に比べて周りが静かなので、家族とゆっくりした時間を過ごすこともできます。また、自分の庭を持ったり、ガレージをつくったりして、ガーデンニングや車を改造したり趣味の時間を充実させることだってできるかもしれません。

この研究から、住む環境だけで考えると、都市部と田舎に住むストレスはさほど変わらないといえるでしょう。一番ストレスの危険性が高いのは、近くにお店がほとんどない郊外です。もし、郊外に住むとしても、ショッピングセンターやデパートなどが近い便利な場所に住むのがよいといえるでしょう。


しかし、一番大事なことは自分が何を大切にしたいかということです。

車の運転が好きで、車の通勤が長くても苦にならない、むしろドライブでストレス発散ができるという人は郊外に住んでもいいのかもしれません。または、家族でキャンプや釣りが趣味で近くに山や海、湖などがあることが一番大事という人は田舎や郊外に住んでもいいと思います。あなたは何を大切にしたいですか？

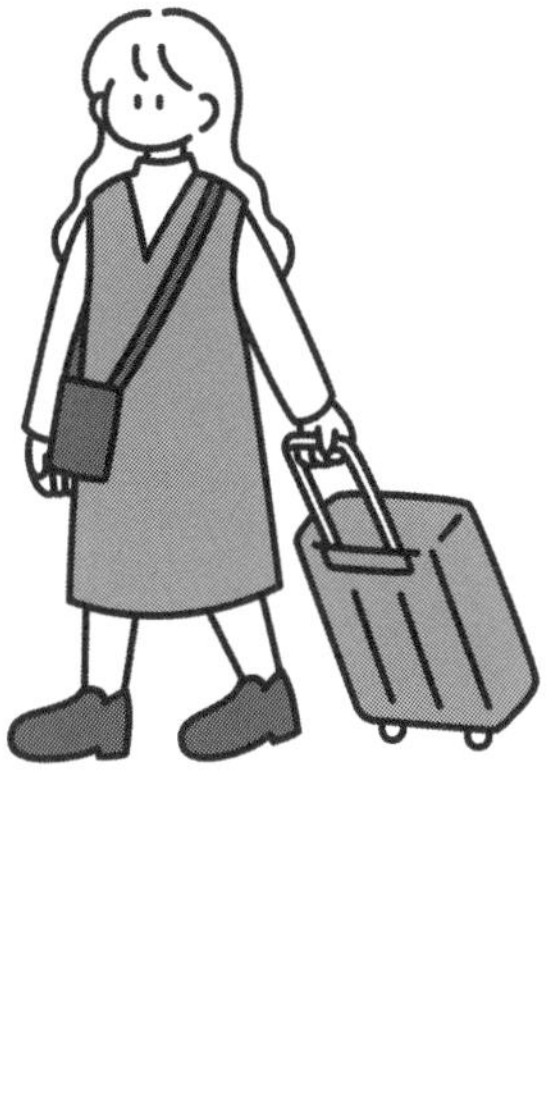

06 ストレスでジャンクフードを食べてしまう理由

ストレスが溜まると私たちは無性にジャンクフードが食べたくなります。体には良くないとわかっていながら、ポテトチップスを食べたり、ハンバーガーとポテトを食べたりしてしまいます。人によっては無性に甘いものが食べたくなるという人もいるでしょう。

どうして私たちはストレスが溜まるとジャンクフードを食べてしまうのでしょうか。それは、ストレスが溜まるとコルチゾールというストレスホルモンが分泌されて食欲が増し、特に脂肪分または糖分が多いものが欲しくなるからだといわれています。

しかし、ちょっと待ってください。ジャンクフードを食べる前に次の研究結果を読んでみてください。

米国コロラド大学のリサ・マーシャルらの研究で、ジャンクフードが腸内細菌を破壊し、腸と脳をつなぐ複雑な経路を通じて、脳内化学物質に影響を与えて不安が大きくなることがわかりました。ジャンフードが健康食品でないことは誰でも知っています。しかも、体重増加にも大きく影響をしています。

以前の研究では、高脂肪食を与えられたラットが、神経炎症と不安行動の増加を示すことも発見されています。すべての脂肪が悪いわけではなく、魚、オリーブオイル、ナッツ、種子に含まれるような健康的な脂肪は抗炎症作用があり、脳に良いことが証明されています。しかし、ジャンクフードに含まれる飽和脂肪酸を取りすぎると、短期的に不安が高まり、将来的に脳が不安になりやすくなってしまうのです。

この研究の結果から、ピザやフライドポテトなどのファストフードはできるだけ避けたほうがよいといえるでしょう。

せめて、ハンバーガーを食べるときなどは、トマトやアボカドのスライス、玉ねぎなどの野菜を追加するようにしましょう。

他の研究によると、良い脂肪は悪い脂肪を打ち消すことができるみたいなので、どうしてもジャンクフードが食べたくなってしまったときは、野菜も必ず取るようにしてくださいね。

07 食事と脳の関係

バランスの良い食事が必要な理由は、体と心の健康を維持するために不可欠だからです。体を正常に機能させるためには、さまざまな栄養素が必要になります。炭水化物や脂質から得られるエネルギーは、日常の活動に必要になります。

また、最近の研究で、栄養は脳の健康にも影響を与えていることがわかりました。バランスの良い食事を取ることで感情の安定やストレスへの対処がしやすくなり、うつ病のリスクや不安も減らすことができるようなのです。

英国ウォーリック大学のジアンフェン・フォンらは、私たちの食べ物の好みが体の健康だけでなく、脳の健康にも大きく影響することを明らかにしています。UKバイオバンクの参加者18万1990人の食の好みをオンラインアンケートで取り、それを10のグループ（アルコール、果実、肉など）に分類しました。

食事の好みと、認知機能、血液、脳画像などさまざまな身体的評価と照らし合わせて分析してみると、栄養と幸福度との間に相関関係が見られました。

バランスの取れている食事を取っている人は、メンタルヘルスの向上、優れた認知機能などに良い影響を受けていることがわかりました。

人生の早い段階で健康的な食事を確立することの重要性がわかります。幼い頃から健康的でバランスの取れた食事を習慣づけることは、心身の健康や成長に不可欠です。

健康的でバランスの取れた食事を取るために、家庭と学校の両方が多様な栄養価の高い食事の提供を心掛ける必要があります。食事が心身の健康をサポートするのです。

とはいっても、仕事や子育てをしていたりすると、毎回バランスの取れた食事をするのは私たちにとってかなりハードルが高いことです。大人であれば、自分の中で食事のバランスを考えて、足りていないと思う栄養を補うサプリを飲んだりするだけでも違いを感じられるはずです。

子どもには、サラダを買ってきたり、野菜ジュースを飲ませるなどの工夫することで、食事のバランスをなるべく整えていきましょう。

08

夜勤はストレスが増える

他の人が寝ている間に仕事をすると、ストレスが高まる危険があります。人間は体内時計が乱れると、気分や感情的が乱れ、幸福度に悪影響があるそうです。

そういえば、私も大学生のときにコンビニの夜勤アルバイトをしていたのですが、そのときはよく友だちとケンカし、彼女との関係もあまりよくなかった気がします。しかも、体も常にダルさを感じていたように記憶しています。

夜勤や不規則な就労をこなすためには、バランスの取れた食事、睡眠の質を向上させる工夫、そしてストレス管理が大変重要になってきます。また、体と心の健康を守るために、定期的に休暇を取り、リフレッシュすることが大切です。

では、看護師、警備員、消防士など、世界の労働力の30%を占める交代制労働者をメンタルヘルスの悪化から守りながら、24時間体制で重要なサービスを維持するには具体的にはどうすればよいのでしょうか。

最近の研究で、食事のタイミングを変えるだけでストレスが軽減できることがわかりました。

米国ハーバード大学のニーナ・ヴヨビッチらは、夜間労働をシミュレートし、夜間労働者が昼間の食事と夜間の食事をしたときの心理効果を検証しました。

その結果、夜間に食事をしたときは、うつ病のような気分レベルが26%、不安のような気分レベルが16%も昼間に食事をしたときよりも高いことがわかりました。この結果、食事を日中の時間帯にすることで、うつ病や不安症を発症する確率を減らすことができることがわかりました。

この研究で、交代勤務に従事している人、時差ぼけを経験している人、概日リズム睡眠障害に苦しんでいる人などは食事のタイミングを昼間に変えることとでストレスが軽減できることがわかりました。

食事のタイミングが心身の健康に影響を与えるということがこの研究で明らかになりました。

私たちは、夜中に働いている人がいるということを忘れてはいけません。お医者さん、看護師さん、警察官、消防士、道路工事の作業員、トラックの運転士さん、コンビニの店員さんなど、ここでは挙げきれない人が夜中にも仕事をしてくれています。そういう人たちがいて、私たちは安心して生活ができているのです。

そうやって夜勤で働いている人のためにも、社会全体で夜勤の人たちがストレスを軽減できる方法を探していかなければなりません。

夜勤や就労時間が不規則な方は、食事を日中に取ることを一度試してみてください。

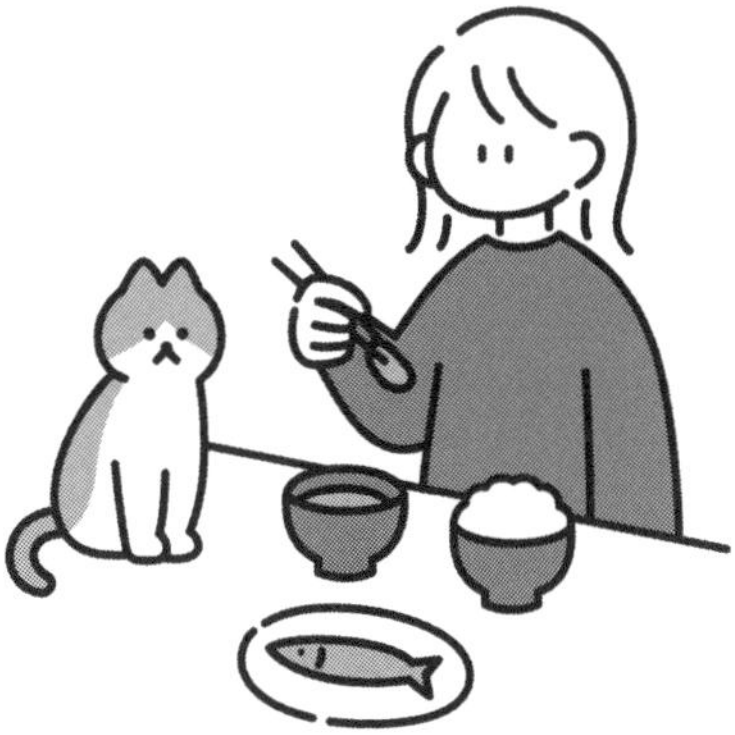

09

夜更かしはメンタルヘルスを損なう

夜更かしが体や心に悪影響を及ぼすことはみなさんもご存じだと思います。具体的にどんな影響があるのかいくつか例を挙げていきましょう。

まず、夜更かしをすると睡眠時間が短くなり、慢性的な睡眠不足につながります。これにより、免疫力が低下し、風邪などの感染症にかかりやすくなります。

また、夜更かしが続くと、精神的なバランスが崩れやすく、イライラ、不安やストレスが高まります。十分な睡眠は、感情の安定やストレス対処に重要な役割を果たすのです。

米国スタンフォード大学のジェイミー・ツァイツァーらの研究で、夜遅くまで起きていたり、早朝まで起きているのは精神的に良くないことがわかりました。

約7万5000人の成人を対象とした調査では、研究者は参加者が好む睡眠のタイミングと実際の睡眠を比較しました。その結果、好む睡眠のタイミングに関係なく、早めに寝ている人が心身ともに健康であることがわかりました。

朝型でも夜型でも、寝るのが遅い人は、うつ病や不安神経症などの精神疾患の発症率が高いことがわかりました。

夜更かしをする人は、夜更かしをしない人に比べて精神疾患と診断される可能性が20％から40％も高かったのです。

一番メンタルが健康だったのが、夜は早めに就寝し、朝は太陽とともに起きる人でした。

この研究で、朝型と夜型に関係なく、夜更かしをすると、精神障害や行動障害の発生率が高くなる傾向があることがわかりました。

この研究では、最低でも午前1時までに眠りにつくことをオススメしています。

夜更かしが一時的なものであれば大きな問題にはならないこともありますが、習慣化するとさまざまな健康リスクが増すことがわかっています。規則正しい睡眠習慣を維持することが心身ともに健康でいるためには大切だということです。

10

20%の人が中年期に過去最高の心理的苦痛を経験する

精神疾患は中年期で一番起こりやすいとされています。

では、なぜ中年期に精神疾患は起こりやすいのでしょうか？

それは、中年期はキャリアの「ピーク」を迎えることが多いからです。中年期は管理職の人が多く「意思決定者」としての責任が増し、より大きなプレッシャーやストレスを感じているからです。その「意思決定者」としての責任は、休暇中であっても常に仕事のことを考えてしまいます。そんな状況だと人は、休みであっても休めていないのです。

また中年期は、家族の大黒柱である可能性も高く、家族を路頭に迷わせてはいけないという責任感も働き、それが余計にストレスになります。

英国ユニバーシティ・カレッジ・ロンドンのダウィド・ゴンデックらは、23歳から69歳の間に何らかの心理的苦痛を経験した参加者2万8000人を集め、無作為に、3つのグループに分け、心理的苦痛がどの年齢で一番高くなるのか年齢別に調査しました。

その結果、心理的苦痛は3つのグループのすべてにおいて中年期が最も高く、1つのグループでは53歳で19・1%、もう1つのグループでは50歳で15・2%、残りのグループでは46歳で19・9%で、中年期に心理的苦痛が一貫して増加していたことがわかりました。

この研究により、中年期にストレスのピークが来ることがわかりました。


中年期は仕事的に責任がある立場になることが多く、常に頭の中で仕事のことを考えてしまいます。そのときに自分に合ったストレス発散方法がないと精神疾患にかかってしまう可能性がグンと高くなってしまいます。

では、どうすればいいかというと、仕事では、なるべく立場の近い人間や直属の部下などと情報を共有してストレスを分散させるとよいでしょう。

家庭ではパートナーと情報を共有して、一人で悩みを抱えないようにしてください。特に男性は一人で抱えてしまう傾向にあります。パートナーに相談すると解決策が見えてきて、少しは心が休まるかもしれません。

11

40歳で食べたものが70歳の健康に影響する

私は今、43歳です。この研究を見てゾッとしました。

なんと40代で何を食べるかで、70歳のときの健康が大きく影響されるという研究結果が発表されたのです。私のお昼ゴハンは、ほぼラーメンや牛丼などの外食をしているので今から70歳を迎えるのが怖くなりました。

米国ハーバード大学のアン・ジュリー・テシエらの研究で、中年期に何を食べるかで、加齢に大きな影響を及ぼすことがわかりました。テシエらの研究では、30年間にわたり、10万人以上のデータに基づいており、40代以降に健康的な食事を実践している人は、そうでない人に比べて、70歳で肉体的にも精神的にも体がうまく機能している可能性が43～84%も高いことを明らかにしました。

中年期に、果物、野菜、全粒穀物、魚、ナッツを中心に食べて健康的な食事をし、脂肪率が正常な人は、健康的に老化していることがわかりました。

私たちは皆、優雅に年を重ねたいと願っていますが、この研究によると、健康的な食事を実践している人は70歳以降も病気になりづらいことがわかりました。健康的な食事をしている人で、身体的、認知的、精神的健康を維持できなかったのはわずか10人に1人未満という驚くべき結果でした。この研究で、中年期に健康的な食事を徹底することで、健康的な老化を達成できる可能性が高まることを明らかにしました。

食事に気をつけることによって、体だけでなくメンタルヘルスにも役立つことがわかった研究です。

人生の後半でより健康的で充実した人生を過ごしたいなら、40代からの食事には気をつけていかなければなりません。食事と健康に強い結びつきがあるのは薄々気づいていましたが、私は目をそらしていました。

若い頃と同じように食事をしていたら、心身ともに健康的に老化ができないことが明らかですので、特に40歳以降の人は今日から食事を気をつけてみて下さい。

12

ストレスがある人は認知症になりやすい

世界中で認知症患者は5500万人以上いるといわれています。認知症を発症するリスクは高血圧や睡眠不足、運動不足などさまざまな要因によって高まります。

認知症を予防するには、仕事やボランティア活動などで社会や人との関わりを持ち続け、運動を定期的にし、何歳になっても新しいことを学び続けることよって認知症を発症させるリスクを下げることができるといわれています。

最近の研究では、慢性的なストレスがある人やうつ病になったことがある人が、アルツハイマー病を発症するリスクがより高いということがわかりました。

スウェーデンにあるリード病院のヨハンナ・ヴァレンステンらは、スウェーデンの18歳から65歳までの130万人以上の医療記録を調べました。

ヨハンナらは、2012年から2013年の間に、慢性ストレス、うつ病、またはその両方と診断された人を調べました。そしてヴァレンステンらは、同じ期間に慢性的なストレスやうつ病と診断されていない人と比較しました。

その後、参加者を2014年から2022年にかけて追跡調査し、軽度認知障害または認知症、特にアルツハイマー病の診断を受けたかどうかを調べました。

研究の結果、慢性的なストレス、またはうつ病の病歴のある人は、軽度認知障害またはアルツハイマー病と診断される可能性が約2倍も高いという結果が出ました。

特に、慢性的なストレスとうつ病の両方を抱える人は、軽度認知障害やアルツハイマー病と診断される可能性が最大4倍も高いという結果になりました。

この研究の結果、ストレス、不安、うつ病が認知症のリスクを高めることがわかりました。すでに動物実験では、コルチゾールというストレスホルモンが、アルツハイマー病のリスクを高めることがわかっています。

世界では、約2億8000万人の人がうつ病を患っているとされています。その人たちは、アルツハイマー病になるリスクが非常に高いといえるでしょう。

認知症にならないためにも、ストレスを解消する方法を身につけておくことや、メンタルヘルスはとても大事なことであると知っておく必要があるでしょう。

13 ストレスが多いと老けやすくなる

「老けている」とはどういうことでしょうか？

私は老け顔だったので、学生のときから顔はあまり変わっていません。白髪が増え、体重が少しだけ増えましたが、久々に会った友だちには「田中はあまり変わらないね」といわれます。顔にようやく年齢が追いついてきた感じです……（笑）。

現在では、「老けているか、どうか」は見た目、体力で判断されることがほとんどだと思います。近い将来、身体的にその人がどれだけ「若い」か「老けているか」を正確に測れる機械ができるかもしれません。

「老化」を正確に測定できる機械が開発されれば、なぜ一部の人が他の人よりも早く老化するのか、そしてどのようなライフスタイル要因がその老化プロセスに関係しているのかをより正確に理解するのに役立つ可能性があります。高齢化社会になっている日本では、とても興味があります。

米国ミシガン大学のリア・S・リッチモンド・レイカードらは、230万人のニュージーランド人を対象とした数十年にわたる研究より、精神障害と身体的疾患の発症や死亡との間に強い関連性があることがわかりました。

この研究で、不幸や孤独感などのストレスが、人の生物学的年齢を最大1・65歳老化させることを発見しました。ちなみに人口統計学的に喫煙は約1・25歳の老化、未婚の人は0・59歳の老化、睡眠障害は0・44歳の老化するとされているので、ストレスは他の要素を上回りました。

精神障害は生物学的年齢に大きな影響を与えるため、老化研究において心理的要素は無視できないことがわかりました。

この研究で、老化とストレスなどの心理的要因との関係性が明らかになりました。したがって、メンタルヘルスの促進は、より具体的な身体的治療アプローチと同じようにアンチエイジングにつながる可能性があります。

最近、「老けている」と感じることが多くなった人は、もしかしたら心理的要因が関係しているかもしれませんね。

14 ワークライフバランスでストレスを緩和させる

私たちには、ストレスや疲労レベルを回復させるためには、仕事から解放される時間が必要です。休日には、仕事から解放されてリラックスができるからこそ、良い仕事につながるのです。私たちは、仕事モードがオンでオフに切り替えることができないと、大きなストレスを抱えてしまうのです。

オーストラリアにあるクイーンズランド大学のステイシー・パーカーらは、人々がワークライフバランスをどのように管理し、日々の仕事のストレスから回復するかを理解するための研究をしました。その結果、ワークライフバランスが取れていると感じる人は、仕事でよりよいパフォーマンスを発揮し、人生の満足度を高めることができていることがわかりました。

新型コロナウィルス感染症が流行したときに、在宅ワークが一気に広がりました。テクノロジーが発達したお陰で、職種によっては家でも仕事ができるようになりました。しかし、それによって仕事とプライベートの境界線がなくなり、精神的なストレスが高まってしまうことがわかっています。今後は、仕事と家庭の管理というところに焦点が当てられ、いかに個人に合ったワークライフバランスが取れるかがカギになってきます。

オーストラリアでは、2024年の後半に新しい法律ができ、資格のある従業員は勤務時間外に雇用主や仕事先の人との接触を拒否する権利が与えられるようになります。

このオーストラリアの法律は、仕事のストレスから完全にリラックスするための一歩になるかもしれません。

ストレスや疲労レベルを回復させるためには、仕事から解放される時間が必要です。仕事を完全に開放することができなければ、深刻で長期的で慢性的なストレスが生じる可能性があります。だからこそ、仕事と家庭のバランスをどのように管理できるかを理解し、しっかりとした境界線を引くことが重要です。

日本人は、休日にはしっかりと休むということができていない人が意外と多いのです。仕事のことを考えず、スイッチを切ってリラックスする時間が人間には必要なのです。

15

仕事でパフォーマンスが落ちているときは注意

仕事で心配や悩みを感じ、それでパフォーマンスが落ちているな、と感じているのなら、もしかしたら、職場での大きなストレスを抱えているかもしれません。

職場で、ある程度のストレスを抱えることは普通のことです。誰にでもあります。ただ、ストレスを感じていて、パフォーマンスにまで影響がある人はそんなにいません。

職場のストレスは、同僚、上司、小さなタスク、主要なプロジェクトなど、あなたの置かれた環境やあなたの心の容量によって、引き起こされる場面は違います。

職場で過度のストレスがある場合は、常に不安や緊張を感じたり、発汗や震えなどの身体的変化、やるべき仕事についてずっと考えてしまう、仕事にまったく興味がなくなってしまう、などの症状が現れます。

米国メニンガー精神医学校のアシム・シャーによると、ストレスがあまりにも大きくなると、集中力がなくなり、それによってパフォーマンスが落ちてしまうらしいのです。

私たちは、このようにストレスが大きくなり、パフォーマンスに影響がある前に対処する必要があるでしょう。

たとえば、「疲れていると感じたら、有休を使ってリフレッシュする」「タスクを細かく分けて、仕事量に圧倒されないようにする」「週ごとに小さな目標を設定し、できたら自分を褒めてあげる」「自分の感情をSNSなどで素直に感情を吐き出す」「自分の限界を知り、限界内で仕事する」など自分ができそうなルールをいくつか決めておくといいでしょう。管理職の人たちは、部下たちがストレスが大きくならない仕組みをつくることが大事です。

ただ、このようなストレスが原因で体に何かしらの支障がある状況が続くようなら、心療内科医などの専門家に一度診てもらったほうがよいでしょう。

現在、働いている人の60％以上が職場でのストレスを経験しています。ストレスを感じることは誰にでもよくあることですので、「パフォーマンスが落ちているかな」「最近ミスが多くなってきたな」と感じるときは気をつけてくださいね。

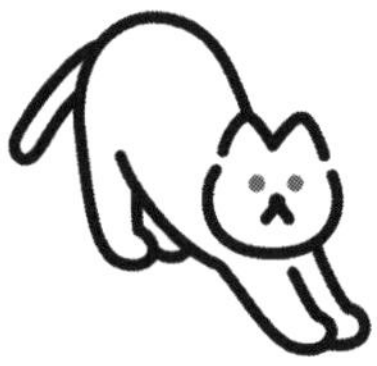

第2章

すぐに使える
ストレス解消法①

16 ハグが心を落ち着かせる

少し前に「フリーハグ」といって、街角に立って通りがかった人とハグを交わすといった取り組みが流行りました。なんとなくハグは良いことと思っている方も多いのではないでしょうか。

実際にハグは精神に良いということが研究でも明らかになっています。ハグなどの身体的接触は精神的健康に役立つ可能性があるのです。

ドイツのルール大学ボーフムのジュリアン・パッハイザーは、ボディタッチがどのような影響を与えるかという研究を行いました。

これは、1万2966人を対象にした研究で、ボディタッチは、大人、子ども関係なく、痛み、抗うつ、不安の感情を軽減するのに役立つことがわかりました。

ボディタッチの種類（ハグからマッサージまで）はあまり重要ではないようですが、短い時間で、頻繁に頭や顔に触れるのが一番効果的という結果が出ました。

また、動物や新生児との触れあいも精神的にプラスの影響があることもわかりました。

興味深いことに、重りのついた毛布、抱き枕、ロボットなど、無生物に触れることは、身体的な健康の面では役立ちますが、精神的な健康に影響はありませんでした。

また、研究者たちは、ボディタッチが有益であるためには、合意に基づく必要があることを強調しています。合意なしに、ボディタッチした場合は、相手は不快な気持ちにしかならず、悪影響にしかなりません。犯罪になってしまうケースもありました。


この研究で、私たちにとって他人と触れ合う時間を増やすことは、健康に多くの利点があることがわかりました。触覚は私たちの感覚の中で最初に発達するものであり、その感覚が大事であることはそんなに驚くことではありません。

家族や友人を抱きしめたくなったら、相手が同意してくれたら、遠慮しないで抱きしめてみてください。あなたは幸せな気分になり、相手も幸せな気分になると思います。

お互いにとって精神的にとても良い影響を与えてくれます。

私には、5歳と7歳の娘がいるのですが、仕事や人間関係などでうまくいかなかったときや、心がモヤモヤするときなど、よく娘たちとハグをしています。妻とは恥ずかしくてなかなかできませんが……(笑)。

近くにハグをしてくれる人がいないという人は、猫カフェや動物園などに行って動物と触れ合ってみることをオススメします。人にハグをするのと同じ効果があります。

もっとみんなが気軽に仲の良い人たちとハグができる文化になるといいな、と個人的には思っています。

ただ、くれぐれも知らない人にいきなり抱きついたりするのは絶対にやめてくださいね。

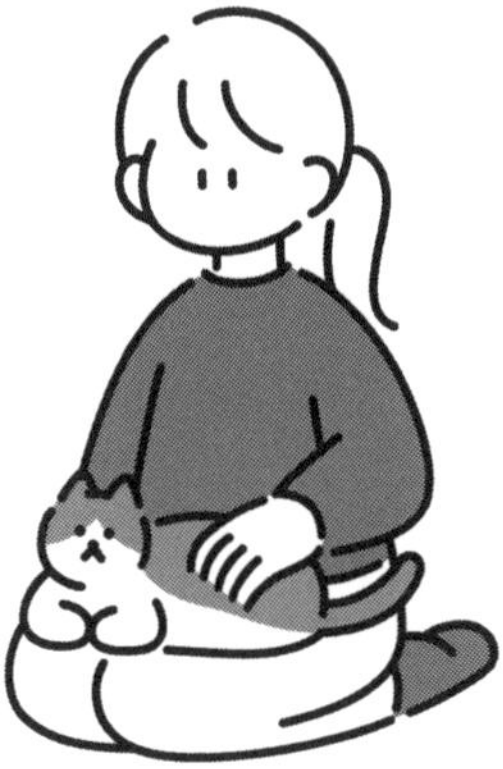

17

孤独の時間があなたの心を落ち着かせる

休日に何も予定がなく、一人で過ごしていると、自分は誰にも必要とされていない存在で、自分には価値がないんじゃないかと、ふと恐怖心を抱くことがあるかもしれません。私も、学生のときにはよくそんな気持ちになりました。そして、無理にでも予定をつくってスケジュールを埋めたり、外に出かけていた経験があります。

ただ、実は一人で過ごす孤独の時間は人間にとって心を落ち着かせるためにとても重要な時間なのです。

英国ダラム大学のトゥイ・ヴィ・グエンは、学生を使って孤独に関する研究を行いました。学生を2つのグループに分け、1つのグループの学生には、リュックサックやスマートフォンやタブレットを取り上げて、15分一人で部屋にこもって、静かに座ってもらい「今、思っていることを考えてください」と指示しました。

もう1つのグループの学生には、スマートフォンなどを持って15分一人で部屋にこもってもらいました。こちらのグループには特に過ごし方の指示は出しませんでした。

一人で過ごした時間はわずか15分だったにもかかわらず、スマートフォンやタブレットを持たないで部屋にこもってもらった学生たちは、不安や興奮などの強い感情が消えているのがわかりました。もう一方のスマートフォンやタブレットを持って部屋にこもってもらった学生たちには変化はありませんでした。孤独には人の覚醒レベルを下げる力があり、イライラしたり、動揺したり、怒ったりする状況で役立つ可能性があるという研究結果になりました。簡単にいうと、孤独の時間は心を穏やかにする作用があったのです。

一人でいることが嫌いな人は、なるべく孤独になりたくないから友達と予定を無理にでもつくって出かけている人もいるかもしれません。しかし、孤独になることはとても重要なことで、休息するのには孤独は必要なことなのです。

世界中の1万8000人の成人を対象とした調査でも、半数以上が休息するためには一人でいる時間が重要という結果になりました。

もし、あなたが予定を詰め込んでいて、なかなか一人になる時間をつくれていないとしたら、たまには計画的に一人の時間をつくるようにするといいでしょう。

一人で過ごすことの難しいところは、退屈で孤独になることがあることです。多くの人は、自分の考えに向き合う時間をつくることを嫌い、誰かと一緒にいることを好みます。

実際、何もせずに座っていることを自分に強いると、一人の時間が嫌いになる可能性があります。

ですから、最初は部屋に閉じこもるのではなく、一人で映画館に行ったり、カラオケに行ったり、レストランで食事をしたり、旅行に行ったりしてみるのもオススメです。

まずは一人の時間を楽しみ、大事なのは、何をどのように行うかの選択は自由です。ぜひ、あなたも孤独な時間を楽しんでみてください。

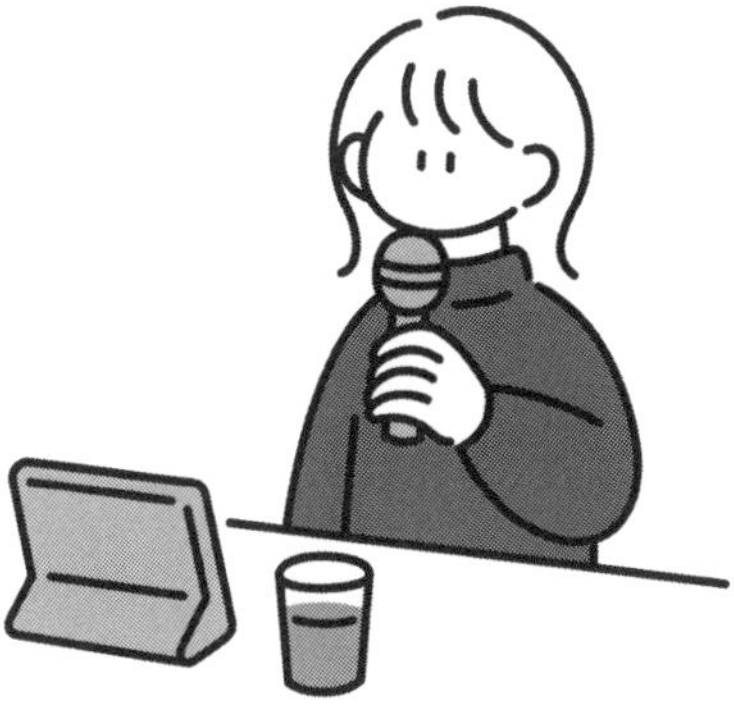

18

ポジティブ思考はいいこと？

テレビを見ても、書店に行っても、ネットを見ても、「ポジティブ思考になりましょう」という情報であふれています。「ポジティブ思考」といわれても、なかなか気持ちを切り替えて、すぐに実践するのは難しいでしょう。

ただ、どうやら「ポジティブ思考」は健康にも良いみたいです。

実際にそれを調べた研究がありました。

中高年のアメリカ人を対象に、ポジティブ思考の人の心と体の健康の関連性を調べた研究では、人生に対して楽観的な見方を持つことは、やはり精神的な健康だけでなく、身体的な健康にも良いことがわかりました。

米国イリノイ大学のロザルバ・ヘルナンデスは、45歳から84歳までの参加者を5100人以上集め、38％が白人、28％がアフリカ系アメリカ人、22％がヒスパニック系、12％が中国人のさまざまな背景を持つ人々を集めました。

参加者は、血圧、肥満度指数、コレステロール値、食事摂取量、身体活動、タバコの使用の6つの指標に従って心血管の健康度合を測定しました。

参加者には、これらの指標のそれぞれについて0（悪い）、1（中程度）、または2（理想的な）ポイントのスコアが与えられ、全体的な健康スコアを導き出しました。

また、参加者は、楽観主義のレベルに関するアンケートの記入も求めました。

その結果、人種などは関係なく、楽観的なレベルが最も高い人は、悲観的な人に比べて、理想的な心血管系の健康状態にある割合が2倍も高いことがわかりました。

最も楽観的と評価された人々は、楽観的ではない人と比べると中程度の健康スコアを取得する可能性が50％も高く、理想的なスコアを獲得する可能性が最大76％も高かったのです。どうやら、科学的にもポジティブ思考になると、心身ともに健康でいられる可能性が高くなるようです。しかし、すぐに物事を楽観的に考えてくださいといわれても、元の性格も関係しているので難しいと思います。

簡単な方法ですと、姿勢を良くするだけで物事をポジティブに捉えられるようになるという研究結果もありますので、まずは正しい姿勢を意識してみましょう。

19

通勤時間がメンタルヘルスにつながる場合もある

日本では通勤時間に平均で片道約40分かかり、往復で1日1時間19分ほどかかるというデータがあります。アメリカでも通勤時間は片道26分かかり、1日で考えると往復で約1時間近くかかるというデータが出ています。

東京で仕事をしている人で、神奈川や埼玉、千葉に住んでいる人は往復で2時間以上かかる人も多いのではないでしょうか。

私も埼玉に住んでいるので、通勤に片道50分かかります。往復にすると1時間40分ほど毎日通勤に費やしています。多くの人は、通勤を時間のムダだと考えています。ドラえもんの「どこでもドア」があったら、どんなにラクなんだろうと思ったことは数えきれないと思います。

しかし、世界で新型コロナウィルス感染症が流行し、リモートワークが急増しました。仕事がリモートワークになり、通勤時間がなくなると、多くの人は仕事とプライベートの境界線がなくなり、ストレスが増えることがわかりました。実は通勤時間が、仕事とプライベートの切り替えに役に立っていたという研究があるのです。

米国ラトガース大学のクリスティ・L・マカルパインの研究で、実は通勤時間がメンタルヘルスに役立っていることがわかったのです。

通勤時間は、仕事と家庭の両方から解放され、仕事で疲れた体と心を回復するための時間で、精神的に家庭にギアを切り替えるために必要な時間であるということがわかりました。

リモートワークの移行にともない、多くの人は通勤という、仕事とプライベートのギアを切り替える機会を失ってしまったのです。精神的にギアチェンジする方法がないと、人は役割の曖昧さを感じ、ストレスにつながります。また、精神的に仕事から離れないと、常に頭が仕事モードのままになってしまい燃え尽き症候群に陥る可能性もあります。

米国ウェイン州立大学のマシュー・ピシュチェクの研究で、80人の大学職員の1週間の通勤について調査しました。朝夕にアンケートを実施し、通勤の特徴、通勤中に「仕事から離れて」リラックスしたか、帰宅時に精神的に疲れを感じたかなどを尋ねました。

この調査に参加した大学職員のほとんどが、通勤の時間を利用して、仕事から家庭へ精神的にうまく移行することができたと報告をしています。

たとえば、リモートワークの人は、仕事の始まりと終わりを示すために15分間の散歩など、回復と移行のための習慣をつけることによって、通勤と同じ効果が得られる可能性があります。仕事とプライベートの境界線を設けることはメンタルヘルスにとってとても重要なことです。

どうも、人間はいつまでもスイッチがオンの状況になっていると精神的に疲れてしまうようです。仕事とプライベートの切り替えスイッチになる時間が人間には必要みたいなのです。

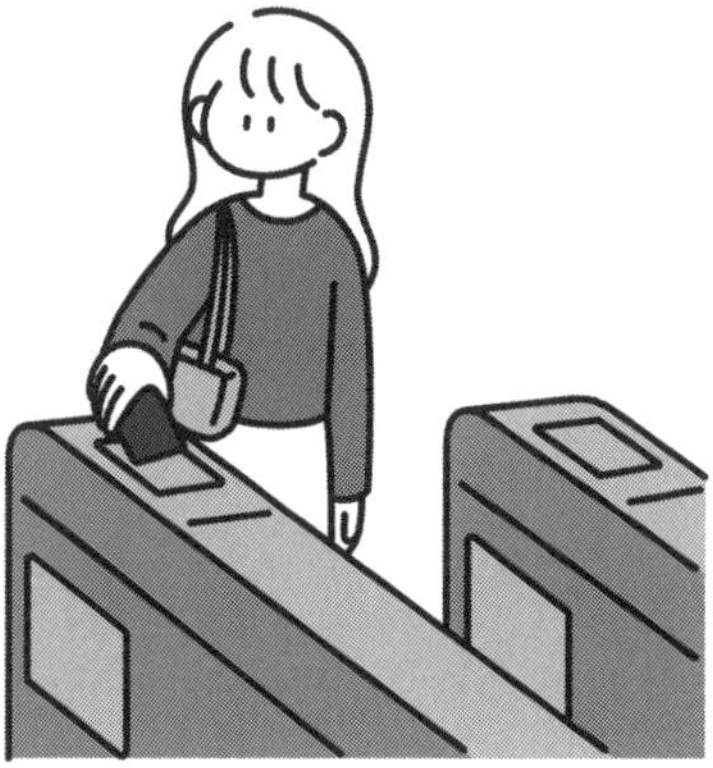

20

少しの運動が脳の疲労を癒やす

適度な運動が心身の健康に良いことはほとんどの方が知っていると思います。

私もランニングをしてみようと、トレーニングウェア、ランニングシューズ、走ったコースを記録してくれるアプリを準備して、いざ始めてみると3日しか続きませんでした。私のような方も多いのではないでしょうか。

ここで、私の中で疑問が生じました。「適度な運動とはどれぐらいの運動を指しているの？」「また具体的な効果って何？」

定期的な運動が筋肉細胞内のミトコンドリアと呼ばれる細胞小器官の数を増加させることがわかっています。ミトコンドリアは筋力や持久力の向上など、運動の身体的効果のエネルギーと考えられています。

運動とミトコンドリアの関係についてはわかっていましたが、ミトコンドリアと精神的な関係については今までわかっていませんでした。

米国サウスカロライナ大学のマーク・デイビスデイビスらの研究によると、毎日20〜30分の運動が適度な運動ということがわかりました。適度な運動を定期的に行うと、脳細胞のミトコンドリアの数を増加させ、筋肉と同様に、ミトコンドリアの増加がメンタルヘルスの改善に関連していることがわかりました。

脳細胞のミトコンドリアの増加は、脳の疲労に対する耐性を高めるだけでなく、精神障害の治療にも効果的に可能性があり、運動には精神障害や神経変性疾患が改善される可能性があります。また、うつ病の症状緩和や記憶力の向上などにもつながることがわかりました。

この研究で、少しの運動が身体的疲労の軽減や運動能力の向上、またメンタルヘルスの改善にも有効だということがわかりました。

いきなりランニングをしようなどと高いハードルを設定しては、私のようになかなか続かないものです。まずは1日10分のウォーキングを朝と夜に続け、徐々に時間を延ばしていくと習慣にもなりやすいでしょう。

習慣化するコツは、低い目標を設定して、徐々に目標を高くしていくと続けやすくなるでしょう。ウォーキングでも、ストレッチでも、ダンスでも何でもいいので、自分が好きなものから始めてみて下さい。

まずは、一日20分～30分の運動を心がけてみて下さい。

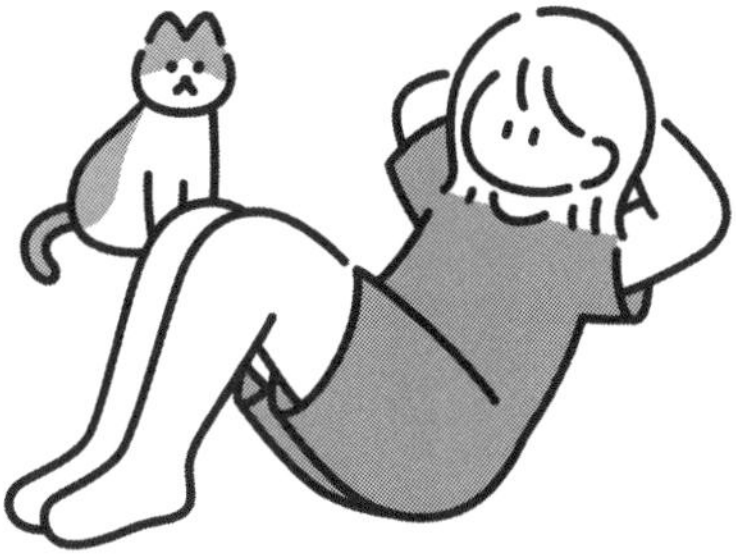

21 大自然は最強のメンタルヘルス対策

みなさんは、最近自然に触れていますか？

都内や都市部で働かれている方は、なかなか忙しくて自然に触れる機会も減っているかもしれません。平日は夜遅くまで働いて、土日は家でゆっくり過ごしている方も多いのではないでしょう。そんな生活をしているとストレスが溜まるのは当たり前です。

最近の研究で、自然の中に行くことがメンタルヘルスには不可欠であるという研究結果が発表にされました。

米国スタンフォード大学のグレッチェン・デイリーらは、都市化が精神疾患の発生率と関係があるのではないかと思い実験をしました。

デイリーらは、参加者を2つのグループに分け、2つグループにそれぞれまったく異なる種類の環境で90分散歩してもらいました。1つのグループには草や木が生い茂る草原地帯を歩いてもらい、もう1つのグループには交通量の多い4車線の高速道路の脇の道を歩いてもらいました。

デイリーらは、散歩の前後に脳のスキャンを行ったところ、草原地帯を散歩した参加者には、前頭前野《ぜんとうぜんや》の神経活動が低下していることがわかりました。前頭前野とは、反芻《はんすう》思考（過去に起きたネガティブな出来事を繰り返し思い出し、抑うつ気分を増長させる考え方のこと）するときに活動する脳の部位です。

この結果から、自然の中を散歩するとネガティブなことを考えることが少なくなることがわかりました。一方、道路脇を散歩した参加者は、前頭前野の神経活動に変化を示さないことがわかりました。

自然が豊かなところで住む人々と比較すると、都市部に住む人々は気分障害のリスクが40％も高く、不安障害のリスクが20％も高くなります。また、統合失調症を発症するリスクも2倍も高いというデータも出ています。

このような研究結果から、都内や都市部に住んでいる人は、心身ともに健康でいるために週末を自然の中で過ごす必要があるのかもしれません。

22

15分のリフレッシュが大事

短い休憩でも心身のリフレッシュに大きな効果が期待できます。短い休憩は、長時間の作業で低下する注意力をリフレッシュし、再び集中できるようにするだけでなく、身体的な疲れを軽減してくれます。また、コルチゾール（ストレスホルモン）の分泌量も抑えてくれます。このように、短い休憩は、集中力の回復や疲労軽減、ストレス緩和に役立ちます。生産性を上げたり、健康を維持するために欠かせません。

最近の研究で、15分の休憩が健康とメンタルヘルスに役立つということが明らかになりました。

南オーストラリア大学の研究者は、オーストラリア、ニュージーランド、英国の73社の1万1575人に1日15分間、ウォーキングやヨガ、ストレッチなど簡単な身体活動をしてもらいました。その結果、参加者の体力（14％）、仕事をする能力（12％）、健康状態

（8%）、睡眠の質（8%）、気分（7・1%）の改善が見られました。

この研究結果から、定期的な身体活動は、身体的および精神的健康に大きなメリットをもたらすことがわかりました。また、1日15分を習慣にすることで、ほとんどの人はそれ以上の身体活動をするようになることもわかりました。

さらに、この1日15分の身体活動が、心血管疾患、糖尿病、がんなどの慢性疾患の予防にも重要な役割を果たし、うつ病や不安神経症の症状も軽減させることがわかりました。

この研究で、1日あたりわずか15分の身体活動が、人々の健康と幸福に大きな影響をもたらすことがわかりました。また、1日15分だけということで普段から体を動かす習慣がない人にとっても始めやすいものだといえます。定期的な運動習慣を身につけたいならまずは1日15分から始めましょう。

身体的な活動をすることによって、みんな幸せで健康になります。経営者の方などは従業員の健康とメンタルヘルスを考えて、1日15分の身体活動を勤務中に取り入れてみるのも良い案だと思います。

今は、朝の始業の前にラジオ体操をする企業などは少ないかもしれませんが、朝のラジオ体操には大きなメリットがあったといえるでしょう。

23

林や森を歩くとストレスが軽減できる

「なんか疲れたな」と感じたときは、林や森を散歩するといいでしょう。

近くに林や森がないという人は並木道を歩くだけでも大丈夫です。ものすごくストレスを感じている人は、休日に森林浴をするのをオススメします。

最近の研究では、森や林などに行かなくても、自然の写真を眺めたり、並木道を歩いたりするだけでも大幅にストレスレベルを下げることができるということがわかったのです。自然の写真を見たり、並木道を散歩するくらいでしたら、みなさんも試しやすいのではないでしょうか。

香港にある香港理工学科大学のビン・イエンらは、160人の参加者を募集し、参加者に同意を得てストレスを与えました。その内容は、いきなりみんなの前でスピーチをさせたり、みんなの前で計算テストをさせたりといったことです。

参加者がストレスを溜めた後、木がまったく映っていないビデオから、ほとんど木しか映っていない6分間のビデオを10本ほど見てもらいました。

その結果、木がたくさん映っていればいるほどリラックスすることがわかりました。

この研究により、自然を見ればストレスが軽減できることが明らかになりました。

木が密集していればいるほどストレスレベルは低くなるため、並木道を歩いたり、公園に出かけたりすることは、精神的な健康に役立つことがわかりました。


疲れているときは写真でもいいので木を見るようにしてください。

自然の写真を見るだけでもストレスレベルが下がるので、人間は本能的に自然を求めるのでしょう。

また、都内にも「代々木公園」であったり、「新宿御苑」であったり、意外と近くに自然を感じられるところは多いので空き時間に散歩に出かけてみるのもいいでしょう。

仕事が忙しくなかなか出かける暇もないという人は、パソコンやスマホの待ち受けを木にしてみたり、森にしてみたりするのもいいかもしれません。

机の周りに観葉植物を置いたりしても、ストレスレベルを下げてくれるでしょう。

24

身近な知り合いを目標にしよう

子どもの一番のお手本が親です。親の背中を見て、子どもは育つとはよくいったものです。親が楽しそうに仕事をしていれば、子どもも「仕事って楽しいものなんだ」と思うでしょうし、親がつまらなそうに仕事をしていれば、子どもは「仕事って辛《つら》いものなんだ」と思うはずです。

大人になってからもお手本を持つことは有効です。正しい手本を持つことであなたもきっと良い人生を送ることができるでしょう。

米国ワシントン州立大学のニコール・オドネルの研究で、親の影響力は重要であり、それは大人になっても長く続くことがわかりました。

オドネルらは、404人の成人に協力してもらい調査しました。

参加者には、自分が「人生の手本」にしている人や、心身の健康を改善するためのモチベーションに関する質問に答えてもらいました。

その結果、「人生の手本」を選ぶときの最大の理由の1つが「類似性」であることが明らかになりました。その過半数（約64％）が家族、同僚、知人を選びました。

そして最も頻繁に名前が挙がったのは、自分の母親でした。自分の母親を「人生の手本」にしている人が最も多かったのです。

たとえば、母親がダンスをしていたり、料理が得意だったりしたら、自分もそれを手本にして始めることができます。家族や友人などは、自分と似た生活を送っていることが多く、同じことをするための環境が整っているため始めやすいのです。

また、この研究でわかったことは、前向きな「人生の手本」を持つことで身体的にも精神的にも健康になることがわかりました。

身近で手本にしたい人がいないという方は、有名人を「人生の手本」として選ぶのもいいでしょう。

自分にとっての前向きな「人生の手本」とは何かを考えるだけでも、多くのメリットがあります。あなたは身近な人だと誰になりたいですか？

25

笑いはストレス軽減に効く

何か悩んでいることがあっても、友だちと昔話をして大笑いした後や、子どものちょっとした行動に爆笑したり、お笑い番組を見て笑った後に、なんだか気分がスッキリとしたことはありませんか？

笑いは、嬉しさなどの感情の神経経路を活性化することで、気分を改善し、ストレスに対する身体的および感情的な反応を弱めることができます。

笑うことは、抗うつ薬と同様に、神経伝達物質であるセロトニンを制御するのに役立つという研究結果もあります。笑いはストレスの解毒剤のようなもので、ストレスのシステムを弱め、病気に対する脆弱性《ぜいじゃくせい》を緩和します。

何かあったときに笑うことは、健全な対処法です。笑うと、状況をあまり深刻に受け止めず、悩んでいた問題を解決することができるようになります。何か嫌なことがあったら、友だちを誘ってバカ話をしたり、お笑いライブや寄席なんかに行ってみるのもいいかもしれません。意外とすぐにスッキリできるかもしれません。

アメリカの心理学者であるバーバラ・フレドリクソンは、笑いはポジティブな感情を生み出し、娯楽、幸福、歓喜、喜びなど、これらの感情はレジリエンス（精神的回復力）や創造力を高め、それらは、幸福感と人生の満足度を高めるといっています。笑いから生まれるこれらのポジティブな感情は、人生の意味を理解することと相関し、高齢者が生涯にわたって直面してきた困難を穏やかに捉えるのに役立つこともわかっています。

スイスにあるバーゼル大学のテア・ザンダー・シェレンベルクらは、41人の笑いの頻度と笑い声の大きさを2週間にわたって測定し、身体的および精神的ストレスの評価も行いました。その結果、笑いの回数が多ければ多いほど、報告されたストレスレベルは低くなることがわかりました。笑い声が大きいか小さいかは関係ありませんでした。

いろいろな研究者たちによって、笑いが心身の健康に及ぼす影響に関する研究結果が発表されています。今後、もっと心理学的な実験をすることで、一日を通して笑うことの重要性が裏づけられ、その効果を意図的に活用する方法が開発されるかもしれません。

26

管理職のメンタルヘルス対策で業績が向上する

管理職といわれる立場の人は大きなストレスを抱えています。

経営者からは、売り上げの目標を達成するように求められ、部下を教育・指導・管理しながら、ハラスメント問題なども頭に入れなければなりません。

しかも、その苦労はほとんどの人に理解してもらえません。

そんな管理職にこそ、メンタルヘルス対策は必要なのではないでしょうか?

英国の数千社を対象とした調査では、マネージャーのメンタルヘルストレーニングは、長期欠勤率の低下、業績、顧客サービス、スタッフの採用と定着率の向上など、組織レベルのメリットと関連していることがわかりました。

英国ノッティンガム大学のホリー・ブレイクらの研究グループは、組織レベルの利益を探るため、2020年から2023年にかけてウォーリック・ビジネス・スクールのエンタープライズ・リサーチ・センターが収集した英国の数千社の匿名調査データを分析しました。

この調査データには、管理職にメンタルヘルストレーニングを実施しているかどうかなどの質問が含まれていました。

分析の結果、管理職のメンタルヘルストレーニングは、業績、顧客サービス、スタッフの採用と定着の点で有意に良好な結果と関連していることがわかりました。会社の規模や業歴、業種問わずに良好な結果が出ました。

また、管理職にメンタルヘルスのトレーニングを受けさせることは、メンタルヘルスの問題による病気での長期休職の減少にもつながりました。

これらの結果から、管理職向けのメンタルヘルストレーニングが企業にとって戦略的なビジネス価値をもたらすことがわかります。

今回の結果で、管理職へのメンタルトレーニングがビジネス効率の向上を示してしていることが明らかになりました。たしかに、現場で指揮を執っている人のメンタルが不調を訴えていたら売り上げが落ち込むのは誰でも予測できます。

会社として、管理職のメンタルヘルス対策は早急に取り組まなければいけない課題です。月に1回、カウンセリングを受けられるなどの制度を設けたりすることも効果が期待できると思います。経営者の方はすぐに対策してみて下さい。

27 2杯のコーヒーがあなたの人生を変える

私は、朝に1杯のコーヒーを飲むことを習慣にしています。その習慣がもう10年ほど続いており、今ではそのコーヒーが1日のはじまりのスイッチになっています。私のようにコーヒーを飲むことが習慣になっている人も多いのではないでしょうか？

1日1杯～3杯くらいのコーヒーを飲む人は問題ないのですが、それ以上飲む人は気をつけてください。カフェインの摂りすぎは間違いなく健康に悪いことはみなさん知っていると思います。カフェインを多く摂取すると、気分が急上昇した後に急落し、気分を再び急上昇させるためにより多くのカフェインを渇望するようになります。いわゆるカフェイン中毒です。カフェインには、やる気を高めて、眠気を抑制し、集中力を高める効果があるので適度に飲む分には問題ありません。

また最近の研究では、毎日2杯～3杯のコーヒーは精神疾患の予防に役立つこともわかっています。

米国ハーバード大学のミシェル・ルーカスらの研究によると、1日に2杯～3杯のコーヒーを飲むと、自殺のリスクが45％も減少するとがわかりました。ルーカスらは、米国の医療機関の20万8384人のデータを調査し、1日あたり2杯～3杯のカフェイン入りコーヒーを飲んだ成人の自殺リスクは、カフェイン抜きのコーヒーを飲んだ人、コーヒーをほとんどまたはまったく飲まなかった人と比べると約45％も少ないことがわかりました。

カフェインとストレスはどちらもストレスホルモンであるコルチゾールレベルを上昇させる可能性があります。カフェインの量が多いと、コルチゾール濃度の長期化にともなう健康への悪影響につながる可能性があります（慢性的なストレスなど）。しかし、少量から適量のカフェインは、気分を高揚させ、元気を出すことができます。

カフェインは摂りすぎてしまうと、中毒や睡眠障害になる可能性があります。コーヒーを飲む時間や回数を考えてうまくコーヒーと付き合っていくとよいでしょう。

なるべく睡眠に影響がないように、コーヒーは午前中に飲むことをオススメします。

28 うまくできた出来事を日記に書く

あなたは日記を書いていますか？

日記を書くことによって、自分の考え方のクセや自分の行動、自分の気持ちが客観的に見えるようになります。本当は毎日書いたほうがいいのですが、毎日は難しいと思う方は、週に15分だけ次のように日記を書いてみてください。


オーストラリアにあるマッコリー大学のキルステン・バックネルらは、困難な状況にどのようにうまく対処したかについて週に15分だけ日記に書くだけで、回復力が向上する可能性があることが明らかになりました。

この研究によると、困難な状況にうまく対処した出来事を振り返る人は、対処できなかった出来事に焦点を当てる人よりも、将来のストレス要因に対する準備ができており、ストレスを感じにくくなることがわかりました。この研究では、牧師、その他の牧師支援者を含む教会に関わる仕事をしている人に焦点を当てました。バックネルらによると、牧師らは高いレベルの悲しみや喪失などの感情的に負荷のある仕事をしており、仕事の時間外にも頻繁に電話を受けるため、仕事と私生活が重複することが多いといいます。

他人にケアやサポートを提供する多くの人々と同様に、彼ら自身の感情的サポートが満たされない可能性があり、その結果、彼らは高いレベルのストレスと燃え尽き症候群を抱えています。5週間の研究調査の一環として、254人の教会に関わる仕事をしている人たちに、前の週の困難な状況について週に15分書くように求めました。

1つのグループは、うまく対処した出来事を振り返るように求められ、2つ目のグループはうまく対処できなかった出来事を振り返り、3つ目のグループは単にストレスの多い出来事の説明を書くように求めました。

その結果、うまく対処した出来事を振り返るように求めたグループでは、レジリエンスが高まり、長期的にレジリエンスを維持することができました。

日記を書くことには、メンタルヘルス対策になります。これはジャーナリングという手法で「書く瞑想」とも呼ばれています。日記を書くことによって漠然としていた不安や悩みがハッキリします。紙とノートがあればできますのでみなさんも一度お試しください。

29

旅行で心身ともに健康になる

旅行はただ楽しむためだけのものではありません。

旅行には、新しい環境に触れ、旅行先で現地の人や宿泊先でのホテルの人との交流、また、旅行前からのワクワクしたポジティブな気持ちなど、個人の健康を高めることがさまざまな研究で明らかになっています。

旅行には、ほとんどの人が、一人だったり、仲の良い友達、家族、恋人など、あまり気の使わない環境で行くことが多いと思います。リラックスしている状況で、新しい環境に触れたり、新しい人との出会いは、代謝活動や体に良い影響を与えてくれ、免疫力を高めてくれます。

仕事を忘れて非日常的な時間を過ごすことのできる旅行は、慢性的なストレスを軽減してくれることも研究結果で明らかになってます。

また、オーストラリアにあるエディズ・コーワン大学のファン・フーらの研究で、旅行は老化を遅らせることも明らかにしました。

旅行には、健康的に良いだけでなく、老化を遅らせる効果もあったのです。


みなさんも、疲れたときは、旅行に出かけてみてください。「疲れているから、家でダラダラ過ごしたい」「一日中寝ていたい」という人も多いと思いますが、意外と家にいるより、旅行や外に出かけたほうが疲れは取れるものです。

最近では、円安で海外旅行に行くのは予算的に厳しいものがありますが、旅行にあまり行かないという人には、まずは1時間~2時間くらいで行ける国内旅行がオススメです。電車で行ってもいいですし、バスを使ってみるのも楽しいと思います。車で「道の駅」やサービスエリアなどに立ち寄りながら行くのも面白いと思います。

観光地に行くと、外国からの観光客も増えているので、いろいろな国の人とも交流ができるので、良い刺激にもなると思います。

遊園地やハイキングなどでアクティブに楽しむのもよし、温泉でしっぽりするのもよしです。旅行の楽しみは無限ですので、みなさんも良い旅行をしてみてください。

第3章

すぐに使える
ストレス解消法②

30 朝食を食べると幸せになれる

今、朝食を食べない人が増えているそうです。

特に20代で朝食を抜いている人が増えており、20代男性の約50％、20代女性の約40％が朝食を食べていないというデータがあります。

最近の研究で、朝食を頻繁に欠食する若者は、定期的に朝の食事を食べる若者よりも生活満足度が低いことが、世界中の約15万人の若者を対象にした研究で明らかになりました。

英国アングリア・ラスキン大学のリー・スミスらの研究で、英国を含む42カ国の10歳から17歳の子どもと青年において、朝食を食べる頻度が高いことと生活満足度が高いこととの間に関係があることがわかりました。

生活満足度スコアが最も高いのは、毎日朝食を取った参加者で、生活満足度スコアが最も低かったのは、朝食を取ったことがない子どもでした。

調査対象となった42カ国の中で、ポルトガルで毎日朝食を食べている子どもたちが、生活満足度が最も高いことがわかりました。

対照的に、生活満足度スコアが最も低かったのは、朝食を食べたことがないルーマニアの子どもで、潜在的な社会経済的要因も結果に影響を与えていることを示しています。

この研究は広範囲に及び、朝食の頻度と生活満足度との間に一貫した関連性があることを発見しました。また、朝食を食べていない青年の間で気分が落ち込み、不安、ストレス、うつ病の事例が高いこともわかりました。

さらに、適切な朝食を摂取することで、認知機能に必要なエネルギーと栄養素が提供され、集中力、記憶力、学習能力が向上することもわかりました。

この研究は子どもを対象にしたものですが、大人にもまったく同じことが考えられるでしょう。朝食が大事な理由は、体にエネルギーを補給し、一日の活動を始めるための活力を与えるからです。

脳の働きが活性化し、集中力や記憶力が向上し、メンタルヘルスのケアにもつながります。みなさんもできるだけ朝食は取るといいでしょう。

31

ペットを飼うとストレスや不安が減る

ペットを飼っている方に朗報です。

ペットを飼うことはメンタルヘルスのケアにつながるという研究結果があります。

私は柴犬が好きで「飼いたいな」とずっと思っているのですが、娘がイヌアレルギーで飼うことができません。義理の父母の家で柴犬を飼っているので、今はそれで我慢しています。

米国リンカーン大学のダニエル・ミルズの研究で、新型コロナウィルス感染症の流行でロックダウンと今まで経験したことのない状況下であらゆる階層の人々を調査しました。

2020の4月中旬から5月末にかけて、ロックダウン中の英国に住む約6000人を対象に、メンタルヘルスとペット（犬や猫だけでなくすべての動物）について調査を行いました。

ミルズは何千人もの人々を調査しましたが、参加者のほとんどが少なくとも1匹のペットを飼っていたため、ほとんどの参加者が動物愛好家という少し偏った研究ではあるものの、ロックダウンという今まで経験したことのない状況でも、ペットを飼うことによって不安や孤独を弱めることができることが確認できました。

人は孤独だとうつ病や不安神経症などのメンタルの病気を発症するリスクが高まります。ペットという存在が、飼い主の大多数を、前例のないロックダウンとう状況下でも感情面の対処を助け、家族にもプラスの影響を与えたことがわかりました。

今回の研究の結果、犬や猫だけでなく他の動物でも、孤独の人を助けてくれることがわかりました。ペットがどんな状況下であろうと飼い主の感情面をプラスにしてくれていたのです。

新型コロナウィルス感染症が流行しているとき、ペットを飼う需要が急増しました。ただ、生活が日常に戻り、人々が学校や仕事に戻り、世話をする余裕がなくなった現在、多くの動物が捨てられています。これは恩を仇《あだ》で返す行為です。

ペットを飼うときには責任を持って最後まで必ず面倒をみてください。

32

音楽は運動と同じくらい心に効く

「なんかイライラ」しているときや、「なんかモヤモヤ」しているときに運動をすると気分がスッキリすることがあります。

運動で汗を流した後はなぜかサッパリして、なんであんなに悩んでいたんだろう、というような経験をしたことがある方は多いのではないでしょうか。

しかし、運動をしたくても、「今週は忙しくてジムに行く時間がないな」「今日は仕事が遅かったから明日の朝はランニングができないな」「雨が降っていていつものウォーキングができないな」など運動したくてもできない場面というのはよくあることです。

そういったときは、運動の代わりに音楽を聴いてみてください。最近の研究で好きな音楽を聴いたり、歌ったりすることは心身ともに良い影響を与えるということがわかりました。運動と同じくらい、音楽を聴くことは心をリラックスさせるようです。

ドイツにあるハノーバー医科大学のJ・マット・マクラリーなどの研究によると、歌ったり、演奏したり、音楽を聴いたりすることによるメンタルヘルスへのプラスの影響は、運動の効果とほぼ同じであることがわかりました。この結論は26件の研究と合計779人を対象とした複数の結果を統計的に導き出したものです。

最近は、音楽と健康の関連性を発見する研究が増えています。そのうち、時代がもっと進むと良好なメンタルヘルスを維持するためや、病気の痛みを軽減させる目的として音楽が処方される時代が来るかもしれません。

私たちの多くにとって、音楽を聴いたり歌ったりすることは楽しい時間であり、運動に出かけたり、食事療法をするより簡単です。

これから研究が進むと、どんなジャンルの音楽がより効果的なのか、どのくらいの時間聴けばいいのかなどよりはっきりとしてくると思います。

今の段階でうまく音楽を利用するとしたら、音楽のテンポを利用するといいでしょう。やる気を出したいときなどはなるべくBPM140～180くらいの曲がオススメです。具体的にいうと、少し古いですがAKB48の『ポニーテールとシュシュ』ぐらいのテンポです。

逆にリラックスしたいときや落ち着きたいときには、ＢＰＭ60〜90くらいの遅めの曲がオススメです。具体的にいうと、ゆずの『いつか』などです。

こんなことを言わなくても、みなさんは気分によって好きな音楽を楽しんでいることが多いと思います。

ただ、仕事や学校、家事が忙しく余裕のないときは音楽を聴く時間を取れないという人も多いのではないでしょうか？ 空き時間はついついＳＮＳのチェックをしてしまうという人も多いのではないでしょうか。

忙しい人ほど短時間でもいいので、意識的に自分の好きな音楽を聴く時間をつくってみてください。きっと心がリラックスするはずです。

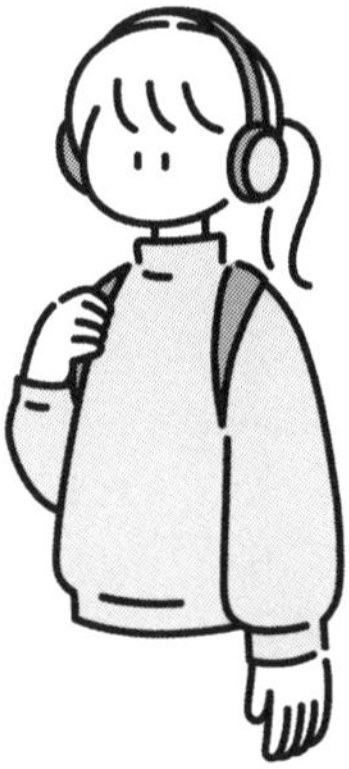

33

生演奏を聴くとストレスを軽減できる

最近、ストリートピアノを見かけるようになりました。ストリートピアノとは、駅や街角の一角にピアノが置いてあり、誰でも自由にピアノを弾ける空間です。

私が通勤で通る駅にストリートピアノが置かれているのですが、たまにプロかと思うくらい上手にピアノを弾いている人がいます。

私は、ピアノのことは詳しくないのですがピアノの音色が好きで、たまに立ち止まって聴き入ってしまいます。

最近の研究で、生演奏を聴くとコルチゾールを含むストレスホルモンを下げることがわかりました。さまざまな研究で、音楽を聴いたり、カラオケで歌ったりすることが私たちの心の健康にメリットを与えてくれることがわかっています。

しかし、これまでコンサートやＬＩＶＥなどに参加することのメリットについては誰も調べていませんでした。この研究を知ると、あなたもコンサートやＬＩＶＥに参加したくなるかもしれません。

英国インペリアル・カレッジ・ロンドンの研究者であるデイジー・ファンコートなどは、ライブ音楽のメリットをテストするために、コンサートの常連客からライブ音楽をめったに聴かないという人々まで、117人のボランティアを集めました。ボランティアには2つのコンサートに参加をしてもらいました。1つ目のコンサートの4カ月後に2つ目のコンサートに参加してもらいました。コンサートは会場が違うだけで、どちらのコンサートもまったく同じ音楽で、同じ時間に行われました。

ボランティアは、各パフォーマンスの前に唾液サンプルでストレスホルモンレベルを検査し、コンサートが終了したら再び唾液を取りストレスホルモンの検査をしました。

その結果、ストレスホルモンであるコルチゾールとコルチゾンのレベルが、両コンサートで全体的に低下していることがわかりました。

ここで驚いたことは、ストレスホルモンが低下したのは、年齢、音楽経験、演奏される音楽への親しみやすさとは関連していなかったことです。

年齢や音楽知識、曲の認知の有無、音楽のジャンルなどはまったく関係がなかったのです。

　普段、コンサートやＬＩＶＥに行かない人にとってはなかなかコンサートやＬＩＶＥに行くのはハードルが高いと思いますので、ショッピングセンターの中でやっているミニライブや駅の近くでやっているストリートライブ、もちろん私のようにストリートピアノを聴くというのもいいでしょう。

　ＣＤやサブスク、ＹｏｕＴｕｂｅなどは気軽に音楽が聴けるので私もよく利用していますが、たまにはコンサートやＬＩＶＥに出かけ、生演奏を聴いてみてください。

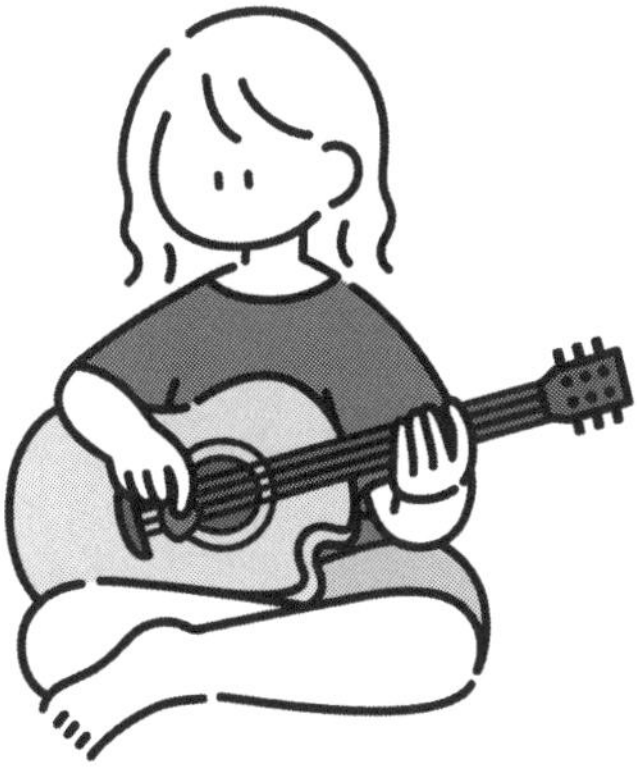

34

健康のためのウォーキング

ウォーキングが健康に良いというのは、ほとんどの方が知っていると思います。

現在、健康のために毎日1万歩ウォーキングをすると良いとされています。歩くことで心肺機能が鍛えられ、ダイエットにもなり、足の筋肉や骨が丈夫になります。

また、ウォーキングをすることによってメンタルヘルスのケアにつながることもわかっています。健康面でいうとウォーキングにはメリットしかありません。

ウォーキングは、手軽に始めやすいので、60歳以上の方でも始めやすい趣味といえるでしょう。

しかし、最近の研究でわかったことは、60歳以上の人は、ウォーキングは、6000歩〜8000歩が最適ということがわかったのです。

米国マサチューセッツ大学のアマンダ・パルーチは、1日により多くの歩数を積むことで、早死にのリスクを下げることができることを発見しました。具体的には、60歳以上の人では、早死にのリスクは1日あたり約6000歩〜8000歩で横ばいであり、それ以上の歩数でも長寿に影響はありませんでした。60歳未満の人では、早死にのリスクが1日あたり約8000歩〜1万歩ほど歩くと下がることがわかりました。

私たちは進化の過程で食べ物や水を探し求めて、長距離を歩いてきました。つまり、私たちの代謝、心肺機能、骨や筋肉への影響、さらにはメンタルヘルスまでもがウォーキングによって調整されていたのです。

忙しいスケジュールの合間を縫って散歩をすることは、より健康で、より幸せな生活を送るのに必要不可欠なことなのです。

この研究で重要なポイントは、少しでも体を動かすことが大事だということです。特に60歳以上になってくると若いときのように体が動かなくなります。体が重い、腰が痛い、足が痛い、肩が上がらないなどさまざまな症状が出てきます。

運動が億劫な気持ちはわかりますが、まずは無理をしない程度に軽い運動を始めてみてください。少しの運動でも心身ともに健康になってくるはずです。

35

図工や美術がメンタルヘルスに役立つ

私は、学生のときに図工や美術の授業が好きでした。特に手先が器用だったり、絵が上手なわけではなかったのですが、時間を忘れて何かに没頭する時間が好きでした。

大人になってからは、なかなか絵を描いたり、彫刻をしたり、陶芸をしたり、ということをやっていない方も多いのではないかと思います。私も大人になってからぜんぜん絵を描く機会などはなかったのですが、子どもができてから、子どもと一緒に絵を描いたりしています。久しぶりに絵を描いてみると、子どもよりも自分が楽しんでます。

最近の研究で、美術がメンタルヘルスに役立つということがわかりました。

英国アングリア・ラスキン大学のヘレン・キーズらの研究で、美術活動は人々が自分の人生に価値があるという、メンタルヘルスを大きく向上させるのに役立つことがわかりました。どうやら、私たちは創造的な側面を刺激されると、幸福感が高まるようです。

キーズらは、英国のデジタル・文化・メディア・スポーツ省が毎年実施している「Taking Part」調査から、7182人の参加者のサンプルを分析しました。この広範なサンプルにより、キーズらは特定の美術ではなく、一般的な創造的芸術の影響を調査することができました。

参加者に美術への関与について尋ねたところ、回答者の37・4%が、過去12か月間に少なくとも1つの美術活動に参加したことを確認しました。

美術活動に参加した人々は、幸福度と生活満足度が高く、人生にやりがいがあるという感覚が強くなったことがわかりました。この研究の結果から、美術活動をすることでメンタルヘルスが大きく向上するといえるでしょう。

図工や美術は比較的手頃な価格で道具が入手しやすいため、手軽にはじめられます。絵を描くにしろ、彫刻をするにしろ、ほとんどのものが100円ショップで手に入ります。自分の興味のあるもので大丈夫なので、一度美術活動をしてみてはいかがでしょうか？

36 塗り絵がストレスを軽減させる

「いつもデートの待ち合わせに彼氏が遅れてきて、ムカつく」「仕事でミスをして、泣きたい」「レジの順番を抜かされた」など日々ストレスを抱えることはみなさんにもあると思います。

ストレスを発散する方法として、運動、カラオケ、マッサージ、好きなものを食べに行く、旅行に行くなどが一般的です。最近だとサウナを思い浮かべる人もいるかもしれません。たしかにこれらの方法は、ストレスを軽減させるために有効です。もしかしたら、みなさんもすでに何かしら習慣があるかもれません。

新しいストレスを発散する方法として、ここ数年で注目されているものとして「塗り絵」があります。なぜ、「塗り絵」がストレス解消に効果的なのでしょうか。

英国バーミンガム市立大学のマイケル・マンツィオスは、マインドフルネス（瞑想）と組み合わせた塗り絵が大学生の幸福感にどうような影響があるかを調査しました。

72人の参加者を2つのグループに分け、2つのグループには塗り絵が配られ、1つのグループでは、集中して塗り絵を実践する方法（呼吸法など）を教え、もう1つのグループは、集中するための指導を受けずに、ただ色を塗ってもらいました。セッション後、集中の指導を受けたグループは、色を塗った後、不安が軽減したと報告しました。集中の説明を受けなかったグループでは、同様のことは起きませんでした。この結果、集中して色を塗ることが、不安を軽減するのに役立つことがわかりました。

この研究で、集中して塗り絵をすることは、ストレスを軽減し、健康を改善する効果的な方法であることが明らかになりました。

集中して色を塗ることで五感のすべてが刺激され、リラックス状態になり、いわゆるマインドフルネス（瞑想）をしている状態になり、ストレスや不安が軽減されるのです。

とても簡単な方法なので、子どもがいる方は子どもと一緒に塗り絵をしてみるといいかもしれません。もしかしたら、みなさんのほうがハマってしまうかもしれません。

今は100円ショップなどでも、大人向けの塗り絵や色えんぴつ、クレヨン、絵具などがそろっているので気軽に始められます。

最近、ストレスを感じている人は一度試してみてください。もしかしたら、あなたの新しいストレス発散方法として「塗り絵」が加わるかもしれませんね。

37

流行りのサウナはメンタルヘルスに効く

2019年頃からサウナがブームになり、今では定番のリラックス方法になっています。週末なんかはどこのサウナも満員で、入るのにも一苦労です。私はサウナが苦手で5分も入っていられません。いまだに「整う」という感覚を味わったことがないので、死ぬまでに一度は「整う」感覚を味わってみたいと思っています。

そんなサウナですが、どうやらサウナには健康上の利点がいくつもあるようで、サウナは精神疾患の予防にもつながることがわかりました。他にも高血圧症や心疾患などにも効果があるようです。さらに、皮膚疾患、頭痛などの症状の緩和、インフルエンザなどの感染症の予防にも効果があることが明らかになりました。

フィンランドのユヴァスキュラ大学のヤリ・A・ラウッカネンらは、フィンランド式サウナが健康に及ぼす影響について調査しました。フィンランド式サウナは、短時間、高温環境（80度～100度）にさらされるという特徴があります。その結果、サウナには、温熱効果により、心身の緊張がほぐれるため副交感神経が刺激されて、心が落ち着きやすくなることがわかりました。また、幸せを感じるエンドルフィンなどのホルモンの増加に関連していることもわかりました。

定期的にサウナに入浴すると、サウナが循環器、呼吸器、心臓血管、免疫機能に良い影響を与えます。身体活動的にも、サウナはうっすらと汗ばむ程度のウォーキングと同等以上の効果があるようです。

ただ、サウナには、脱水症状だったり、低血圧の人は立ちくらみを感じることもあります。他にも、持病をお持ちの人や体温調節に問題のある人は、必ず事前に医師に相談してからサウナに入るようにしてください。

健康上、問題がなければサウナはストレス解消にとても効果がありオススメです。今は、キャンプ場にサウナがあったり、個室のサウナがあったり、楽しみ方はたくさんあります。一人でも楽しめますし、家族や友達とも楽しんでみてもいいでしょう。

38

発酵食品を食べるとメンタルヘルスに良い

私は、毎朝納豆を食べことを習慣としています。そんな私に朗報がありました。なんと、発酵食品を食べるとメンタルヘルスに良いことがわかったのです。
私はただ納豆が好きで食べるのが習慣になっていいただけですが、発酵食品を食べるとなんだかいいことがあるみたいなのです。

アイルランドにあるAPCマイクロバイオーム研究所のキルステン・バーディングらの研究所で、発酵食品を4週間多く食べるだけでストレスや不安が軽減されることがわかったのです。キルステン・バーディングらは18〜59歳の健康な45人を募集しました。半数以上が女性です。参加者は2つのグループに分けられました。1つのグループには、栄養士が考えた発酵食品の摂取量を増やす食事を4週間取ってもらいました。もう1つのグループには、特に発酵食品などを考えずに普通のメニューの食事をしてもらいました。

その結果、発酵食品の摂取量を増やしたグループでストレスや不安が軽減されたのです。また、その結果は、参加者が食事をどれだけ厳密に守ったのかが、ストレスレベルとの間に相関がありました。つまり、きちんと発酵食品を摂取した人は、ストレスや不安の軽減の度合が大きかったのです。

興味深いことに、睡眠の質も大幅に改善されることも明らかになったのです。

発酵食品を食べると、食品に含まれる微生物によって腸内環境が整えられます。この研究のような食事は、腸内環境が整えられ、メンタルヘルスの改善につながることがわかったのです。

日本人には、納豆やみそ汁、漬物といった発酵食品文化が昔からあります。昔の人はもちろんこの研究など知るはずもないので、経験で自然と発酵食品が心身ともによいということがわかっていたのかもしれません。アメリカにはピクルス、韓国にはキムチ、ドイツにはザワークラウトなど世界中にも発酵食品は多くあります。

日本人にとって発酵食品を1日1回取ることは、そこまでハードルは高くないことだと思いますので、とりあえず1週間くらい試してみるのはどうでしょうか？

それで調子が良くなるようでしたら、さらに続けてみてください。

39

果物を食べるとうつ病のリスクが減る

1日に必要な350gの野菜が取れるタンメンや1日分の野菜が取れるジュースなど、コンビニやスーパーなどで見かけたことがあると思います。この1日に必要な野菜の量というのは生活習慣病の予防の観点からいわれています。野菜を取ることが身体的に良いことはみなさん知っていると思いますが、近年、果物や野菜の摂取量を増やすと、うつ病のリスクを減らすことができるということがわかりました。

オーストラリアにあるシドニー大学のヴィクトリア・フラッドらは、米国、スウェーデン、ブラジル、ナイジェリア、マレーシア、オーストラリアを含む6大陸から45歳以上の人における果物と野菜の摂取とうつ病の関連を9年間調べました。

9年後に精神的に健康な7801人を詳しく調べると、野菜と果物の摂取量が多いことがわかりました。この結果から、野菜と果物の摂取量が多いとうつ病のリスクを減らせることがわかりました。野菜と果物の摂取とうつ病のリスクとの間に予防的な関連性があるということの発見は、メンタルヘルスケアにおいて食事療法をより重視する必要性を示しています。なぜ、野菜と果物がうつ病予防に効果的なのかというと、野菜や果物に含まれる高レベルの抗酸化物質、食物繊維、ビタミンは、炎症、酸化ストレス、腸内フローラへの作用など、多くのメカニズムを通じてうつ病予防に有益な影響を与えているからです。

果物や野菜にはさまざまな栄養素が含まれているため、果物や野菜の種類によってうつ病のリスクへの影響が異なるようです。特にうつ病のリスクを低下させたのが柑橘系の果物と緑の葉物野菜でした。

この研究により、野菜や果物を食べるとうつ病のリスクが下げられることが明らかになりました。野菜や果物を食べると心身ともに良い影響を与えるので、なるべく野菜や果物を多く取る生活をしましょう。

一人暮らしの方は特に野菜不足の方が多いので、野菜ジュース、サプリ、青汁なんかで工夫してみましょう。ただ、あくまでもこれらは補助的なものなので、外食のときは必ずサラダをつけることを習慣にしていきましょう。

40

デジタルゲームがメンタルヘルスケアになるかも？

「ゲームは悪いこと」という認識は少し古いかもしれません。

私たちが子どもの頃は、親にはゲームは悪いことという認識があり、「ゲームをやりすぎるとバカになるよ」と散々言われたものです。

たしかに、ゲームをやりすぎると、外に出かけなくなったり、視力が悪くなるというデメリットが存在します。ただ、最近の研究ではメリットも多く存在することがわかっています。

ゲームをすることで、空間認識力や瞬発力が養わるということもわかっています。

また、最近のゲームは通信をしながら行うことが多く、チャットや会話をしながらゲームをする機会も増えているので、コミュニケーション能力も磨くことができるようです。

最新の研究では、ゲームをすることがメンタルヘルスケアにつながるという研究が発表されました。

米国オレゴン大学のレイラ・オカハタらの研究で、クイズやパズルなどの脳トレアプリを何千人ものユーザーにやってもらいレビューをしてもらいました。自動テキスト分析プログラムなどを使用して、ゲームに対するユーザーの意見や感情の評価を測定しました。

研究の結果、脳トレアプリをすることによって脳力の向上は見られませんでした。しかし、ゲームを「面白い」と「やりがいがある」とレビューした人を追跡してみると、ゲームをやった後には気分がよくなり、自信がついていることがわかりました。

脳トレのアプリで脳力は向上しないかもしれませんが、気分を高めたり、自信をつけるのに役立つことがわかりました。

ゲームは、やればやるほど上達していきます。目に見えて成長が実感できます。しかし、現実の世界では努力をしても必ず結果が出るとは限りません。したがって、ゲームをすることによって現実世界ではなかなか得られない結果がすぐに手に入るので、やる気や自信が高まるのではないかと思います。

この研究結果から、ゲームで心理的な幸福感を得られることがわかりました。ゲームが優れているのは、自分が楽しめる方法で学べて、自分自身に挑戦することができることです。

ただ、何事もやりすぎはよくありません。1日3時間以上、ゲームをしてしまうと、悪影響を及ぼすという研究結果も多く存在します。

多くても1日3時間を目安に、日常生活に支障がないようにゲームが好きな方は取り組んでみてもいいかもしれません。子どもがいる方は、ゲームをやっているから怒るのではなく、子どもを少し見守ってみてもいいのかもしれません。

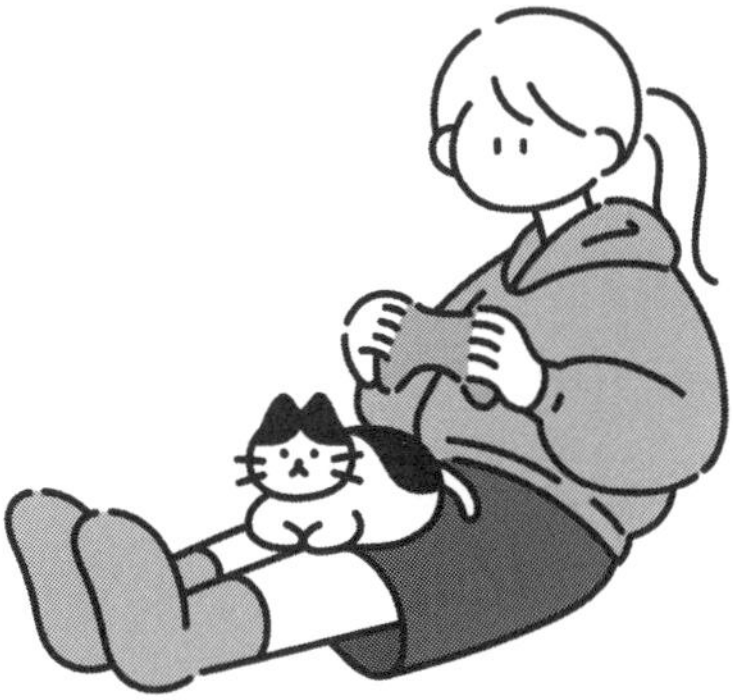

41

ガーデニングで思考力が高まる

ガーデニングには多くのすばらしい点があります。

植物と触れ合うことで心が落ち着き、自然の中でリラックスできる時間が得られます。植物を育て、花が咲いたり、野菜が収穫できると大きな達成感もあります。自分の手で成長させる喜びを感じることができます。庭のデザインや植物の配置を考えることで、クリエイティブな面も刺激されます。また、自分だけの美しい空間をつくり上げる楽しさがあります。

最新の研究で、ガーデニングが健康にも良いことがわかりました

英国エジンバラ大学のジェイニー・コーリーらは、467人の生涯を長期研究しました。エジンバラ地域で生まれた人が対象です。11歳で知能テストを受けてもらい、79歳で同じテストを受けるといった研究です。

調査をした人の約43%がガーデニングの習慣があり、約31%がガーデニングをする習慣がまったくありませんでした。

平均して、ガーデニングを頻繁にした人、または時々行う人の280人は、ガーデニングをしたことがない、またはめったに行わない人と比較して、認知能力が高いことがわかりました。

ガーデニングが、認知機能の低下や認知症の予防に有効であることが明らかになりました。

ガーデニングは植物について学び、体を動かし、庭の維持や管理をするためには想像性や計画性が必要になります。そのようなことが、体と精神の健康に役立っているのです。

ガーデニングをするのにはある程度の広さの場所が必要となりますので、マンション住まいの方や一人暮らしの方は真似できないかもしれませんので、まずは観葉植物などを育てて、みてはいかがでしょうか？

そして、植物に興味が出るようでしたら、予算もあるとは思いますが、庭付きのアパートや家などに引越しを考えてみてもいいかもしれません。

42

鳥類との出会いがメンタルヘルスに効く

公園、庭、道路などで餌を探している鳩や、電線やベンチの上に止まっているスズメをよく見かけます。また、公園にあるボートに乗っているときに、カモや白鳥などを見かけたりもします。山へハイキングに行くとウグイスなどのさえずりが聞こえて、とても気持ちが良い経験をしたことがある人も多いのではないでしょうか?

このように、鳥類との出会いは日常的にあります。

実は鳥類との出会いがメンタルヘルスに効くということが最近の研究でわかりました。

英国キングス・カレッジ・ロンドンのライアン・ハムードは、鳥を見たり鳥の声を聞いたりすることが、実生活において精神的健康に及ぼす影響を調べました。2018年4月から2021年10月の間に、1292人の参加者に自己申告で、鳥を見たり、鳥の声を聞いたときにどんな気分だったかを、スマートフォンアプリを使って評価してもらいました。

合計2万6856件の評価を集めることができました。

その結果、野鳥との日常的な出会いは、精神的な健康の長期的な改善と関連していました。これらの改善は、健康な人だけでなく、うつ病と診断された人にも精神的な改善が見られました。

この研究の結果、鳥を見たり、鳥の声を聞いたりすることがメンタルヘルスの改善につながるということがわかりました。

犬や猫などのペットとの触れあいがメンタルヘルスに効くというのは、なんとなくわかるのですが、鳥類までもがメンタルヘルスに効くというのは驚きでした。

日本では、鳥の種類によって四季を感じることができるので、普段あまり鳥のことに興味がないという方も少し意識してみるのはいかがでしょうか？

春にはツバメやウグイス、夏にはカッコウやアオサギ、秋にはムクドリ、ヒヨドリ、冬にはジョウビタキやルリビタキなんかを見ることができます。

私は鳥に詳しくないのですが、「ホーホケキョ」と聞くと春を感じ、「カッコウ」を聞くと夏だなと感じられる余裕のある大人になってみたいものです。

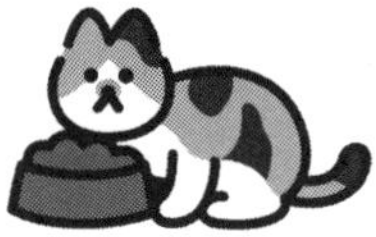

第4章

子どもとストレス

43

子どものときの経験はどこまで大事？

親の虐待や学校でのいじめなど、子どもの頃に体験するネガティブな経験が、大人になってからの心の問題のリスクを高めることはよく知られています。この子どもの頃に体験したことがトラウマとなり、一生苦しい思いをして過ごす人もいます。

しかし、子どもの頃にネガティブな体験をした人が大人になってから心の問題を発症するわけではなく、子どもの頃にネガティブな経験がない人でも心の問題は発症します。

もちろん、子どもの頃にネガティブな経験をしている人は、その後の人生でストレスや不安、その他の心理的問題を抱える可能性は普通に育ってきた人と比べると圧倒的に高いです。では、なぜ幸せな家庭で育った子どもでも心の問題を発症してしまうのでしょう。

オーストラリアの中央南部にある南オーストラリア大学のビアンカ・カールは、メンタルヘルスの問題は子どもの頃の出来事だけによって決定されるわけではないという研究を発表しています。これは当たり前のことだと思われるかもしれませんが、メンタルヘルスの問題は特定の人にしか起こらないという偏見を打ち破るための重要な研究です。

この研究では、カールは３４３人の参加者にオンラインアンケートで調査し、家族や生い立ちについて尋ねるとともに、彼らの発達の軌跡、メンタルヘルスの状態、全体的な幸福感、そして今日の人間関係などを探る質問をしました。

この研究でわかったことは、成長のスピードが早い子どもは心の問題が発症する可能性は低く、成長のスピードが遅い子どもは心の問題が発症する可能性が高いことがわかりました。

幸せな家庭で育った子どもでも、成長が遅いと心の問題が発症する可能性が高かったのです。ただ、もう一方では、親の収入が低く、社会経済的地位が低い家庭ほど、女性と男性の両方で一般的な心の問題の発症率が高いこともわかりました。

この研究結果から、メンタルヘルスの状態は子どもの頃の出来事だけで決まるわけではないことがわかりました。そして幸せな家庭で育った子どもでも心の問題を発症する可能性があることがわかりました。

44

子どもの頃の複数回の引っ越しはうつ病のリスクを高める

全国に支社がある会社、全国店舗がある飲食店などの会社に勤めている人は転勤がつきものです。最近では、売り手市場ということもあり、転勤のあり・なしで就職先を探している若者も増えてきているみたいです。

たしかに、親の転勤などで複数回の引っ越しをしている子どもをみると少し可哀そうな気もします。最近の研究で、子どもの頃の複数回の引っ越しはうつ病のリスクを高めるという研究結果が発表になりました。

英国プリマス大学のクライブ・ラベルらの研究で、15歳未満で複数回の引っ越しを経験した人は、引っ越しを経験していない人と比べると、その後の人生でうつ病と診断される可能性が40％以上高いことが明らかになりました。

1981年から2001年の間にデンマークで生まれ、生後15年間にデンマークに滞在した約110万人の居住地をすべて分析したものです。同じ個人を成人まで追跡調査したデータになります。この研究によると、10歳から15歳の間に1度引っ越しをした子どもは、引っ越しをしなかった子どもよりもうつ病と診断される可能性が41％高く、10歳から15歳の間に2回以上引っ越しすると、うつ病のリスクは約61％に上昇します。

ラベルによると、この時期の子どもたちは学校やスポーツ活動などを通じて社会的ネットワークを構築していく時期で、この時期に引っ越しをすると、その度に新しいことに順応していくのはとてもストレスがかかることです。それがうつ病のリスクが高まる理由ではないかと分析しています。

親の仕事の関係や、親の介護、親の離婚などによって、引っ越しを余儀なくする子どもは多くいます。それは仕方のないことです。

ただ、やはり子どもにも大きなストレスがかかることを親は把握しておく必要があります。もちろん、こんなことを言われなくも、ほとんどの親は子どものことを一番に考えていると思います。ただ、親が想像している以上に子どもにはストレスがかかりますので、引っ越しをする際は、子どもの様子に細心の注意を払うようにしてください。

45

「ごっこ遊び」は子どもの心の発達に役立つ

子どもの頃の「ごっこ遊び」は、子どものさまざまな発達に役立つことがわかりました。それは、米国フロリダアトランティック大学のデビッド・F・ビョルクルンドらの研究で明らかになりました。「ごっこ遊び」は、子どもの認知力、社会性、感情的な発達に特に役立つことがわかりました。

「ごっこ遊び」は、子どもが遊びで行っていることで、子どもがリラックスしている状況です。したがって、子どもたちは自発的に考えて行動をしています。

たとえば、ケーキ屋さんの「ごっこの遊び」では、今あるおもちゃや道具でどんなふうにケーキをつくったらいいのかという創造力、また、2人以上で行う場合は物語を考えて、ケーキをつくる人とお客さんなどの役割分担を決めなければいけません。そこで、コミュニケーション能力や協調性なども身につけることができます。

他にも、「ごっこ遊び」は大人になりきる必要があります。大人になりきるには、普段から大人を観察し、他者に対しての思いやりを持たなければなりません。相手の立場になって物事を考えるということです。子どもは普段、物事を自分目線で考えてしまうことが多いので、「ごっこ遊び」をすることで他者の気持ちを想像することができるのです。

こうした、子どもの頃の「ごっこ遊び」は、大人になってからの心の発達にとっても重要なことがわかっています。

また「ごっこ遊び」のような創造的な活動は、子どものストレス解消の手段にもなります。創造的な活動は、その物事に集中するのでストレスがかからずリラックス状態になります。大人になっても創造的な活動や遊びを取り入れることで、リラクセーション効果を得ることができます。

したがって、子どもの頃の「ごっこ遊び」は、単なる遊びにとどまらず、子どもの心を成長させる無限の可能性があるといえるでしょう。

46

子どもが自然の中で過ごすことの大切さ

世界中で都市化が進んでおり、自然が少なくなってきています。

都市化はたしかに生活する上では、非常に便利ではあるものの、私たち人間にとって自然の中で過ごすことはとても大事なことです。

私は、仕事を東京でしているのですが、休日に東京に行くことはほとんどありません。なぜか休日は海や川に釣りに行ったり、森林浴に行ったり、子どもと郊外の公園に出かけたりと知らない間に自然を求めてしまっています。

最近の研究で、特に子どものときに自然の中で過ごす時間はとても重要で、子ども時代に自然とあまり関わってこなかった子どもは精神疾患になりやすいという研究結果があります。

では、自然とあまり関わらずに育つと、子どもにどのような影響を及ぼすのでしょうか？

スペインのバルセロナ・グローバルヘルス研究所のウィルマ・ジレマらは、ヨーロッパ4カ国の約3600人のデータを分析し、幼少期の経験が成人期の緊張感や抑うつ感と関連していることを発見しました。幼少期の自然界との接触の減少と成人期のメンタルヘルスの悪化との関連が発見されたのです。

この研究では、国立公園でハイキングをしたことがあるか、裏庭で遊んだかなど、幼少期に関する質問に答えてもらい、過去1カ月間の緊張感、抑うつ感、疲労感を判断する心理テストを受けてもらいました。その結果、メンタルヘルステストのスコアが低かった参加者は、幼少期に自然に触れる機会が少なかった参加者でした。大人になってから自然の中で過ごした時間がどれだけ長くてもメンタルヘルスのスコアは低いままでした。

また、デンマークの研究では、緑が少ない住宅地は、成人期に精神障害のリスクが高いことがわかりました。

都市化が進んだことにより、将来の世代へのメンタルヘルスに害を及ぼす可能性が高くなっているという説得力のある研究結果が数多く報告されているのです。

現在、ヨーロッパでは、人口の73％が都市部に住んでいます。2050年までには、その割合は80％近くになるという予測が出ています。

都市化が進み、自然が少なくなり、少しでも自然を確保することは、私たちの健康を維持するために非常に重要な課題になってくることでしょう。

今、ほとんどの国では、自然の中での活動は学校の授業や行事にもほぼ入っておらず、家庭で自然と触れ合う機会をつくるしかありません。小学校や中学校で行く、林間学校などでは頻度が少なすぎます。

家庭で自然に触れる機会がない子どもたちは、自然と触れ合う機会がほとんどありません。子どもがいる人は、できる限り、子どもが自然と触れ合うために休日は自然の中に出かけてみてください。子どもだけでなく、きっとみなさんもリラックスした気持ちになれると思います。

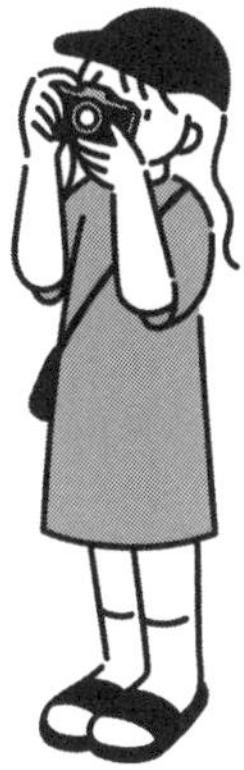

47 子どものときの海や川遊びがメンタルヘルスケアになる

大人になってから水辺（海、川、湖）など自然の中で過ごすことは、ストレスの軽減やメンタルヘルスの向上と関連しています。そのことは多くの研究で証明されています。しかし、今までは子どもの頃の水辺との接触が後の人生にどのような影響を与えるかについてはあまりよくわかっていませんでした。海や川遊びなどは子どもにどのような影響を与えるのでしょうか？

英国エクセター大学のリアン・マーティンらの研究は、ヨーロッパ14カ国とヨーロッパ以外の4つの国と地域（香港、カナダ、オーストラリア、カリフォルニア）の1万5000人以上の成人のデータやアンケートを分析しました。このデータは国際調査機関から得られたものです。

アンケートには、0歳から16歳の間に水辺（海、川、湖）で遊んだ経験を思い出すような質問があり、「彼らがどれくらいまで地元にいたか」「どのくらいの頻度で水辺に訪れていたか」「親が水辺で遊ぶことに好意的だったか」などを答えてもらいました。

また、質問の中には過去4週間の森林と水辺との接触、過去2週間のメンタルヘルスなどの質問も含まれていました。

その結果、子どもの頃の水辺での経験が多く、その経験を思い出す人は、一般的に自然環境に対してより大きな価値を置く傾向があり、大人になってからもより頻繁に自然のある場所へ訪れる傾向がありました。その行為が、よりよい精神的健康と関連していることがわかりました。

テクノロジーが進む世界においても、子ども時代に海に行ったり、川で遊んだりする、自然体験がとても重要です。それは、子供のその後の人生の幸福度と深く関係しているからです。水辺は子どもにとって危険な場合があり、あまり行かせたくないという親心もわかるのですが、水遊びは子どもにとって絶対にプラスになります。

水辺の知識を正しく知り、ライフジャケットを着用したり、水泳などのスキルを身につけるなどし、安全に水辺での遊びを楽しんでみてください。

48

親の褒め言葉の力

親が子どもを褒めることは、子どもの成長と発達に非常に大切です。褒められることで、子どもは「自分はできる」と感じ、自己肯定感が育ちます。また、この行動は良いことなんだと感じ、同じ行動を繰り返すようになります。

その他にも、褒めることは親が子どもの努力や成果を認めている証拠になります。これにより、子どもは「親に愛されている」と感じ、親子の信頼関係が強くなります。親に褒められることによって子どもは安心感や幸福感が得られます。心が安定し、感情のコントロールができる子に育ちやすいともいわれています。

ただし、過度な褒めや空虚な褒め言葉は逆効果になり得るので、具体的な行動や努力をしっかり見て、その瞬間を大切にすることが重要です。

米国ペンシルベニア大学のキャシディ・マクダーモットらの研究によると、3歳のときに親の褒め言葉に積極的に反応した子どもは、5歳〜7歳のときに行動や感情的な問題が少ないことがわかりました。

行動が気分に左右されない子どもは、その後の行動や情緒の問題も少ないことがわかりました。この研究では、60人の子どもが参加し、3歳の子どもが16日間にわたって毎晩歯を磨いているビデオが親から送られてきました。マクダーモットらは、歯磨き中に親が褒める量に注目し、子どもの気分を含む変化に関する親の報告を収集しました。

そして、子どもが3歳から5歳になったとき、5歳から7歳になったとき、親に行動チェックリストを記入してもらいました。すると、3歳のときに素直に親の褒め言葉に反応をしていた子どもには行動や感情に問題が少ないことがわかりました。親の褒め言葉に反応しなかった子どもにはその傾向は特に見られませんでした。

この研究は、親が子どもを褒めたときに子どもがどのように反応するかをテストし、その後の行動を追跡したものです。

子どもをただ褒めるだけでなく、子どもが行動したくなるような言葉を使えているのか、親の声かけの質も問われる研究でもあると思います。

どちらにしろ、子どもを褒めることで損はしませんので、積極的に褒める言葉を使うようにしましょう。そうすると子どものやる気が高まります。

49 ユーモアは最高の薬

あなたは、親が冗談を言ったり、面白い出来事を家族で話したりする家庭で育ちましたか？　私の家は、父親は仕事でほとんど家におらず、母親と兄と3人暮らしだったのですが、私は母親と兄と仲が良く、母親とは学校であった出来事、兄とは面白かったテレビの話、好きな女の子の話などよくしていました。

母親が明るい人だったので、私は比較的ユーモアがある家庭で育ったと思っています。最近の研究で、ユーモアが子育てに役立つという研究が発表されました。ユーモアを意識することで、子どもも大人もラクになるそうなのです。

米国ペンシルベニア州立大学のベンジャミン・レヴィーらは、18歳から45歳までの312人を調査しました。半数以上がユーモアを使う人に育てられたと回答し、そのうちの71・8％がユーモアが効果的な子育てツールになり得ることに同意しています。大多数は、ユーモアを子どもに使う、または使う予定であり、デメリットよりもメリットのほうが大きいと述べました。また、親のユーモアの使い方と、自分が親になったときのあり方の間に相関関係があることもわかりました。親がユーモアを使ったと回答した人のうち、50・5％が親との関係が良好だったと回答し、44・2％が親が子育てをうまくやってくれたと感じたと回答しました。

一方、親がユーモアを使わなかったと答えた人のうち、親との関係が良好だったと答えた人はわずか2・9％、親が子育てをうまくやってくれたと思ったと答えた人は3・6％でした。

また、この研究で、ユーモアが、子どもだけでなく、親にも、緊張を和らげるだけでなく、自分自身でレジリエンスや認知的・感情的な柔軟性を養うのにも役立つということもわかりました。親がユーモアを使う家庭と、使わない家庭では明確な違いが出たといえるでしょう。

考えてみれば、家が笑いであふれている家庭とそうでない家庭ではどちらが幸せになれるかは明らかです。つまらなくてもいいので冗談を気軽に言い合える家庭がいいですね。

50

子どもと一緒に寝ると心理的発達に影響する

親と子どもが一緒に寝る期間に、明確な「正解」はありません。

日本では、一般的に小学校低学年（1～3年生）頃までが多いとされています。ただし、これは家庭の文化や習慣、子どもの性格によって異なります。

欧米などでは、赤ちゃんのときから、親と寝室を別にする家庭が少なくありません。それは、欧米では子どもの自立心を高めるという考え方が定着しているからです。では、親と一緒に寝ることは子どもの心理的発達にどのような影響を与えているのでしょうか？

英国エセックス大学のアイテン・ビルギンらは、1万6599人のイギリスの赤ちゃんを調査し、親と一緒に寝る子どもたちが幸せで健康であることがわかりました。

この研究の内容は、生後9カ月の赤ちゃん、3歳、5歳、7歳、11歳のベッドシェアリングをした子どもが、うつ病などの精神疾患のリスクや発達に問題がないかについて調べたものです。ベッドシェアリングをした子どもを11年間追跡をしました。その結果、小児期のベッドシェアリングと精神疾患、または問題行動との間に関連性はないことがわかりました。

一部の専門家は、子どもと一緒に寝ると子どもの発達に悪影響を与えると考えていました。しかし、今回の研究で発達に影響がないことが明らかになりました。

一緒に寝ることは、親への安定した愛着を築き、自分に対して肯定的な評価（自尊感情）を高めるには必要であるということが最新の研究でわかっています。

小学校高学年なのにまだ子どもと一緒に寝ているから心配と考えている親御さんは、子どもの感情的および問題行動に悪影響を与える可能性は低いので安心してください。

子どもといつまで一緒に寝るかは、親の選択です。子どもの性格によっても違います。一緒に寝ることで、子どもは安心感を覚え、メンタルヘルスの安定につながることもわかっていますので焦らないでください。

子どもと一緒に寝る期間はせいぜい高校生ぐらいまでです。そんなに気にしなくても大丈夫です。

51

子どもに甘い飲み物を飲ませてはいけない

人間は本能的に甘い味を好むように進化しています。甘いものはエネルギー源である糖分が含まれているため、特に成長期の子どもは甘い味に強く引かれます。

テレビのCMなどでも、甘い飲み物が子ども向けの商品として宣伝されているので、日常的に飲む家庭もあれば、誕生日パーティーなどで特別なご褒美や食事のときなどに飲む家庭も多いのではないでしょうか。

甘い飲み物が肥満などの可能性を高めることは知られていますが、新しい研究では、甘い飲み物が脳に損傷を与えることがわかりました。

次の研究は、砂糖の多い甘い飲み物が、子どもの脳にどのような影響を与えるかをうさぎを用いて、実験したものです。

オーストラリアのニューサウスウェールズ大学のジャヤンティ・マニアムの研究は、甘い飲み物が私たちの脳にどれだけのダメージを与えるかを明らかにしました。

今回の研究では、生後2日~9日の離乳食を終えたうさぎを対象に、半数のうさぎには砂糖水を与え、残りの半数には水を与えました。

その結果、砂糖水を与えたうさぎはストレスを受けていない状況でも、ストレスを受けているうさぎと同様の脳の変化をしました。この研究では、うさぎで実験をしていますが哺乳類のメカニズムは多くの場合、非常によく似ているので、人間でも同じことがいえるでしょう。

子どもの幼少期に甘いジュースをたくさん飲ませると、子どもの脳の発達や行動に長期的に悪影響を与えてしまう可能性が高いです。砂糖の摂取が多い9歳~16歳の子どもは特に気をつけなければいけません。

子どものときに極度のストレスや虐待などを経験すると、その後の人生でメンタルヘルスの悪化や精神障害のリスクが高まることが知られています。

日常的に子どもに甘い飲みものを与えている家庭では、食事中の飲みものは、水やお茶に徹底したほうがいいでしょう。今回の研究で、甘い飲み物を飲むと子どもの脳がストレスを受けている状態になることが明らかになったので、子どもにせがまれてもなるべくジュースを与えるのは避けましょう。

友だちといるときや外出しているときには親が管理することはなかなか難しいと思いますので、家にいるときは甘い飲み物を飲ませないようにしたほうが、将来の子どものためになるでしょう。

52

子どもの虐待の影響

子どもへの虐待は子どもに大きなトラウマを残します。絶対に子どもへの虐待は許されることではありません。

子どもを虐待してしまう親の特徴は「自分も子どものときに虐待を受けていた」「経済的なストレスや家庭内のストレスを子どもにぶつけてしまう」「家族との接点がなく、友だちもいなくて、ご近所付き合いなどもなく、社会的孤立から虐待をしてしまう」など、さまざまなケースが考えられます。

オーストラリアで子どもの虐待を調査した研究では、次のような事実が明らかになりました。生涯にわたる一般的な精神疾患の約40％の患者が子どものときの虐待が原因であることがわかりました。

オーストラリアにあるシドニー大学のルシンダ・グラミットらの研究で、調査された精神疾患は、不安、抑うつ、有害なアルコールと薬物の使用、自傷行為、自殺未遂です。

子どもへの虐待は、身体的、性的、感情的、および18歳未満のネグレクトに分類されます。

オーストラリアでは、子どものときに虐待された41％が自殺未遂を経験し、35％が自傷行為を経験しています。また、子どものときに虐待された21％がうつ病になってしまいます。ちなみに、オーストラリアでは、若者の死因の第一位は自殺です。

この結果、子どものときの虐待を受けた経験が大人になってからの精神疾患につながっていることが明確になりました。世界的に子どもの虐待を対処できるようになれば何百万人、何千万人の精神障害の発症を回避できる可能性があります。

オーストラリアでは子どもの虐待がなくなれば、１８０万人以上のうつ病、不安障害を予防できます。


この研究によって、子どものときの虐待が大人になってからの精神疾患につながることが明らかになました。子どものサポートはもちろんのこと、子どもを持つ親のケアも必要があることがわかります。

親や家族に対する支援、社会的な教育、そして地域全体での協力が不可欠です。早期に問題を発見し、適切な支援を提供することが重要です。

そのためには、有給育児休暇、手頃な保育料、求職者などの収入支援、親が自身のメンタルヘルスの治療やサポートを受けられるようにするなど、ストレスを軽減するための施策が必要でしょう。

育児の虐待が根絶されれば、精神障害の予防に大きな成果をもたらすことになります。虐待はなかなか難しい問題で線引きが難しいケースも多々あります。

ご近所だったり、保育園、幼稚園、小学校で少しでも様子がおかしい親御さんがいたら、声かけや挨拶をしてみましょう。「何かサポートできることがあったら何でも言ってね」などと声をかけておくだけでも、親は孤立から解放されることもあります。

53

いじめが将来の心理に影響する

いじめは絶対にダメです。こんなことを言わなくも、当然のようにみなさんはわかっていると思います。いじめには理由はありません。100%相手が悪いです。

もし、みなさんやみなさんのお子さんがいじめに遭った場合はすぐに逃げ出すことを考えてください。相手が変わることは絶対にありません。

いじめは集団になると起こりやすいという研究結果があります。個人ではしないことでも、多くの人が集まると、ふざけている延長でいじめに発展するケースがあります。

いじめを受けた経験は、他人は信頼できないという気持ちが根付き、メンタルヘルスを悪化させます。

米国カリフォルニア大学のジョージ・M・スラヴィッチらは、1万人の若者を対象に、子どもの頃のいじめが思春期のメンタルヘルスにどのような影響を与えたか、また、この影響が対人不信感や、食事、睡眠、身体活動などにどのように影響を与えたのかを調べました。

子どもの頃にいじめを受けた若者は、青年期後期に内面的、外面的、および全体的なメンタルヘルスの問題をより発症しやすくなり、この影響は青年期中期の対人不信にも部分的に関係していました。

実際、不信感が強い青年は、不信感を抱かなかった青年に比べて、その後に重大なメンタルヘルスの問題を経験する可能性が約3・5倍も高いことがわかりました。

この研究で、いじめがメンタルヘルスに悪影響を与えることがはっきりとわかりました。家庭や学校は、いじめが起きたときの対応を考えておかなければなりません。

もし、いじめに遭った場合は、親に話したり、友だちに話したり、法務省がやっている「みんなの人権110番」（0570―003―110）に相談してください。

子どもがいじめに遭った場合は、とにかく親が味方になってあげてください。無理して学校に登校させてはいけません。一生のトラウマになる可能性があります。

もし、子どもの身近に相談できる大人がいなければ、「こどもの人権110番」（012

0─007─110）に連絡するのもいいでしょう。

子どもがいるみなさんは、「朝、起きれなくなる」「食欲がなくなる」「持ち物が壊れている、なくなっている」などの子どものサインを見逃さないようにしてください。

54 日記を書くことは10代の自尊心を高める

あなた日記を書いていますか？

こうやって聞かれるとほとんどの方がNOと答えると思います。日記でなくても、手帳を買っても3日で書くのをやめてしまう方がほとんどではないでしょうか？

実は最近の研究で、短くてもいいので日記を書くと自尊心が高まるということがわかりました。

米国コーネル大学のジェームズ・ディーンらの研究では、約400人の中学3年生を対象とした研究で、グループを2つに分けて、1つのグループでは、自分にとって重要なアイデンティティ（自分が何者なのかということ）や価値観について数カ月ごとに短い日記を書かせました。日記を書いた生徒は、平均して年間を通じて自尊心が安定していることがわかりました。さらに自尊心が向上していることもわかりました。

もう1つの短い日記を書かなかったグループでは、自尊心が大幅に低下していました。これは10代によく見られる現象です。中学や高校などに入学した後に新しい環境に慣れるまで自尊心は低下する傾向があるのです。

この研究で、10代の若者に自分のアイデンティティを肯定する機会をつくることで、時間の経過とともに自尊心が高まることがディーンらの研究で明らかになりました。

自尊心は、ある意味では社会的アイデンティティに由来しており、10代の若者は思春期に社会的アイデンティティによって形成され始めています。アイデンティティを肯定的に捉えることができれば、メンタルヘルスの向上につながり、より幸福感が得られやすくなるのです。

思春期の子どもは学校や部活動などで、現実的に他人と比較して自分自身を評価することになります。他人と比べて落ち込むことも多くなる時期です。

今回の研究で、定期的に自分に関する日記を書くことが自尊心を高めることに役立つことがわかったので、思春期のお子さんがいる家庭では取り入れてみるといいかもしれません。1日10分ぐらいででき、そんなに時間がかかることはないので、手軽に試していただける方法だと思います。

55 思春期の友情は精神力を高める

学生時代の友だちはかけがえのないものです。

多くの場合、学生時代の友だちは大人になっても関係が続くことが多いです。長い間、一緒に経験してきた勉強、試験、スポーツ、恋愛、遊んだ思い出などは、一生の宝物のはずです。特に、文化祭や体育祭などのイベントの話だったり、部活の試合でのプレーの話だったり、好きな人の話だったりは一生話し続ける話題になると思います。

利害関係がない友だちは、大人になると簡単にできるものではありません。

人生でいろいろな壁にぶつかったときに学生時代の友だちは大切な存在になるはずです。

英国バーミンガム大学の研究で、14歳ごろの友情が社会に出てからのレジリエンスに影響があることがわかりました。この研究では、幼少期の頃にトラウマがある14歳の子ども1238人にアンケートをし、10年後に再度アンケートに回答をしてもらいました。

1238人の中で、10年後に協力をしてくれたのは436人で、その中の62人が脳のテストを取ることにも協力をしてくれました。

その結果、14歳で良い友人関係を築けていた人は、24歳のときのレジリエンスが高いことがわかりました。

思春期に育まれるこれらの友情が、成人期初期における精神的な回復力のある機能に良い影響を与えることがこの研究でわかりました。


この研究からもわかるように、学生時代は、人生の中でも感情的に不安定な時期でもあります。学生時代の友だちは、ストレスや困難に直面したときに支えてくれた存在であり、一緒にさまざまなことを乗り越えた経験があります。

そういった友だちがいることで、大人になったときに壁にぶつかっても、気軽に相談ができる相手がいたり、人生でさまざまな場面で支え合うことができる相手がいると、多少の困難であれば乗り越えていけるのです。

56
子育ては予想以上にストレスがかかる

子育てには予想以上のストレスがかかります。2023年の米国公衆衛生局のデータでは、アメリカでは約30％の親が予想以上に子育てが大変だったと回答しています。

このことは、子どもを持つ家族にとっては驚くべきことではないでしょう。

子育てに関する本、ブログ、ウェブサイト、SNSなどは多く存在しますが、ほとんどの親は子育ての準備が十分にできていないと感じています。

現在、日本では、約7割の家庭が共働きをしているといわれています。仕事をしながら、子育てをし、家事を分担し、人によっては親の介護をしている人もいるでしょう。

この30～40年間で、父親の役割も変化しました。父親が専業主夫になるケースも増えて、家事への参加、子育てへ参加する人も増えてきています。これは良い傾向です。

ストレス要因は家族や子どもの発達段階によって異なりますが、社会からの孤立や孤独、子どもの健康や子どもの安全に対する不安、経済的な負担、テクノロジーとSNSなどの管理の難しさなど、ここには上げきれないほど多く存在しています。

アメリカの最近の調査によると、親の65％以上が孤独や孤立を感じていると報告しています。また、調査対象となった親の約80％が、仕事や家庭以外で他の親とつながりたいと思っていることもわかりました。このことから、子育ては予想以上に孤独だということがわかります。気軽に悩みを打ち明けられる人がいないことが多いのです。

同じような境遇の親とつながることは、親のメンタルヘルスに大いに役立ちます。

親のストレスを軽減することは、子どもの幸福度を高めるためにも絶対に必要なことです。

具体的なストレス解消法としては、子どもが寝ている5分〜10分でもいいので、自分だけの時間をつくり自分の好きなことをしましょう。パートナー、祖父母、友人に頼れる人は遠慮なくサポートしてもらうのもいいでしょう。またお金に余裕のある人はベビーシッターや一時保育などに頼むのもよいでしょう。自治体が運営しているところなら比較的安く利用もできるでしょう。他にも、自治体が運営してる子育て相談室などに参加してみるのもいいでしょう。同じ境遇の親御さんとつながることができるかもしれません。

子育ては、完璧を目指さずにほどよく手を抜きましょう。

57

赤ちゃんのメンタルヘルス

親はみんな子どもに元気に育ってほしいと願っています。

「可愛いい子になってほしい」「スポーツができる子になってほしい」「勉強ができる子になってほしい」などと生まれる前はいろいろと思うかもしれませんが、究極のところ、親はみんな子どもが心身ともに元気であれば何になってもいいと思うものです。

子どもにできることは何だってしてあげたいと思うのが親心です。では、妊娠中に親ができることはあるのでしょうか？

米国オレゴン健康科学大学のハンナ・グスタフソンらの研究で、妊娠中の肥満、つまり体内の脂肪量の増加が、生まれてくる子どものメンタルヘルス障害のリスクを高めることを明らかにしました。ハンナ・グスタフソンらは、３００人以上の妊婦とその子どものデータを収集し、妊娠後期の親から血液サンプルと出生時の臍帯血《さいたいけつ》サンプルを収集しました。

赤ちゃんは生後6カ月で、標準的な行動テストを行い、幼少期の精神疾患のリスクの有力な指標になる行動を調べました。

この結果、親の血中におけるアディポネクチンというホルモンの濃度が低く、臍帯血中のレプチンというホルモンの濃度が高いことが、子どもの精神疾患リスクにつながることがわかりました。簡単にいうと、妊娠中の肥満が産まれてくる子どもの精神に悪影響を与えることがわかりました。この研究から、妊娠中および妊娠前の食事と健康的なライフスタイルに関するカウンセリングなどの重要性がわかります。これは妊娠中のお母さんとその子どもの健康を守るためにもとても重要なことです。

ただ、妊娠中に肥満になったからといって必ず子どもが精神疾患になりわけではありません。あくまでも可能性を高めるということなので、肥満気味だったお母さんは悩まないでください。子どもが生まれた後でも、しっかりと愛情を持って育てていれば、精神疾患になる可能性は下げることができます。

妊娠中の方やこれから子どもが欲しいと思っている方は知っておいたほうがいい研究です。

第5章

知識としてのストレス

58

ストレスで髪が抜けてしまう理由

ストレスで髪の毛が白くなったり、髪の毛が抜けてしまったりすることがありますが、まだ正確な理由はわかっていません。

映画やマンガなどで「大切な人を亡くした次の日に髪が全部真っ白になっていた」「ストレスで髪の毛がすべて抜けてしまった」と見かけたことがある人もいると思います。歴史上では、マリー・アントワネットが一夜で全部白髪になったという話もあります。

このようなことは本当にあるのでしょうか？

米国ハーバード大学のヤーチエ・スーらは、慢性的なストレスがマウスの毛の成長にどのように影響するかを調べました。

ストレスがないときはコルチコステロン（ストレスホルモンの一種）がないと、マウスの毛包幹細胞《もうほうかん》は頻繁に再生し、毛が生え続けます。慢性ストレスがあるときは、ストレスでコルチコステロンのレベルが上がり、毛包幹細胞は長い休止状態になり、毛が生えにくくなります。コルチコステロンは、毛包幹細胞の活動を全身的に抑える働きを持っていますが、コルチステロンのレベルが下がると、毛包幹細胞は再び活発に働き、毛が生えはじめることが確認されました。この研究で、ストレスホルモンがどのように毛の成長に影響するのかが明らかになりました。ストレスの管理が毛の健康にとって重要であることがわかりました。

重要な問題は、人間の体も同じように機能するのかということです。私たちにはコルチゾールと呼ばれるストレスホルモンがありますが、それがマウスのコルチコステロンと同じように反応するかどうかを確認するには、さらなる研究が必要です。

しかし、哺乳類の発髪のメカニズムは多くの場合で非常によく似ているので、人間でも同じことがいえるでしょう。

ストレスは適度な量であれば人体にそこまで悪影響を与えるものではないですが、慢性的なストレスや過度なストレスは髪の毛にまで影響する可能性があることがわかりました。薄毛に悩んでいる方も大勢いると思いますが、薄毛治療と一緒にメンタルヘルスについても気をつけたほうが効果も期待できるといえるでしょう。

59

第六感がメンタルヘルスには不可欠

第六感と聞くと、映画『シックス・センス』を思い出す人がいるかもしれません。1999年に公開された映画なので今の若い方にはわからないかもしれません。

この映画では第六感とは「霊感」で、幽霊が見える力を持っている子どもが主人公なのですが、今回お話する第六感は「霊感」ではなく、「内受容感覚」というものです。

「内受容感覚」を初めて聞いた、なんか難しそうと感じる方も多いと思います。

簡単にいうと「お腹が空いた」「喉がカラカラで水が飲みたい」「暑いから洋服を1枚脱ぎたい」「なんか食べすぎて胃がムカムカする」などの体の中の感覚のことです。

内受容感覚は個人差があり、自分の感情を知るためにとても重要だといわれています。

また、この感覚は私たちのメンタルヘルスにとっても重要なものです。

内受容感覚の乱れは、うつ病、睡眠障害、摂食障害など多くの精神疾患の原因になることがわかっています。内受容感覚は体と精神の健康の両方に関係しており、性別によって異なることもわかっています。

リトアニアにあるビリニュス大学のアイーダ・グラバウスカイテは内受容感覚意識の潜在的な男女差を調べるために、３７６人の健康な被験者（51％が男性、17～30歳）を募集し、内受容感覚意識の多次元テストを行いました。

その結果は、女性は身体感覚の変化に気づくのが早く、身体感覚と感情状態の関係をよりよく理解し、痛みや不快感の感覚を察知し、心配する傾向があり、体を安全ではないと見なす傾向が男性より強いことがわかりました。この研究から、女性は男性に比べて精神疾患（不安やうつ病など）になりやすいといえます。

したがって、身体感覚および感情、気分状態に関連する障害で内受容感覚評価を行う場合は、性別を考慮する必要があります。

内受容感覚を整えるためには、「マインドフルネス」や「ヨガ」が有効といわれています。マインドフルネスやヨガにはテクニックが必要なので、もっと気軽に内受容感覚を整えたい方はウォーキングやストレッチなどの軽い運動をするのも良いといわれています。楽器を習ったり、日記を書いたりするのも、内受容感覚を鍛えるのに効果的という研究報告もあります。

たまには、「自分の体が何を欲しているのか」「体が何を食べたがっているのか」など体の声に耳を傾けてみてください。

内受容感覚を磨いて、自分の体の情報を正確に受け取れるようになると、感情をコントロール、集中力のアップ、認知機能、判断力の向上、などに役立つともいわれておりますので、自分の体の声を意識してみてください。

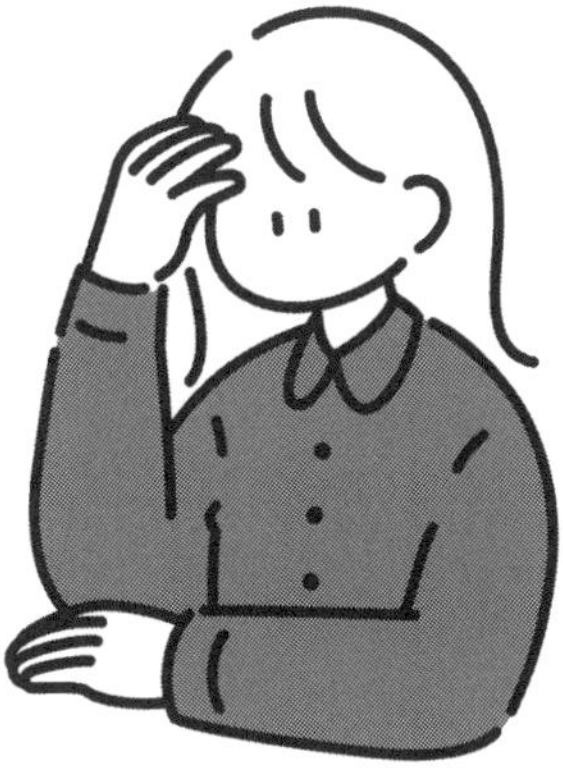

60

社会活動をすることは良いこと？

人に良いことをするのはとても気持ちがいいものです。

「困っている人がいたら助けてあげなさい」とよく母には教えられたものです。

「困っている人を助ける」と聞くとボランティア活動をイメージする方も多いのではないでしょうか。実際に学校や会社などで、何回かボランティア活動に参加したことがあるという方も多いのではないでしょうか。

ボランティアなどの社会活動に参加することもメンタルヘルスの改善に役立つことが多くの研究で明らかになっています。

しかし、本当に社会活動に参加することは良いことばかりなのでしょうか？

デンマークにある南デンマーク大学ジッジ・イワン・サンティーニらは、ヨーロッパ13カ国の50歳以上の人々を2年間追跡し、ボランティア活動、教育、宗教団体や政治団体への参加、スポーツクラブや社交クラブへの参加がメンタルヘルスにどのような影響を与えるかを調査しました。また、人々がどれだけ親密な社会的関係を持っているか、つまり、重要な個人的な事柄について話し合える関係の人がいるかどうかを調べました。

その結果、社会活動は、特に社会的に孤立している人（親密な関係が3人以下の人）にはメンタルヘルスの向上につながることがわかりました。

親密な関係の数が多い人（4人以上）では、社会的活動に従事することはメンタルヘルスを向上させる結果にはなりませんでした。しかも、一部の人にとっては有害でさえある可能性があることがわかったのです。

この研究からわかったことは、ボランティア活動は、社会的に孤立している人にとってはメンタルヘルスの向上に有意義なことがわかりました。しかし、親密な関係が多い人にとってはボランティア活動はメンタルヘルスが損なわれる可能性があることがわかりました。その理由はボランティア活動によって、親密な人と過ごす時間が少なくなってしまうからです。

運動と同様で身体活動が多すぎると健康に良くないように、社会活動をやりすぎるとメンタルヘルスが損なわれる可能性すらあることがわかりました。

過剰なボランティア活動は家族関係に負担をかける可能性があるため、幸福度に悪影響を与える可能性すらあるのです。

ボランティア活動はとても良いことですので、自分の生活に無理が生じないように気をつけて参加すれば、メンタルヘルスの向上にもつながるでしょう。

61 タピオカミルクティーの危険性

２０１８年頃から日本でタピオカミルクティーがブームになり、30分から1時間くらい並ばないと買えないということがありました。私も、妻に買ってきてと言われて、5回くらい並んで買った記憶があります。

当時は、街に次から次へとタピオカミルクティー屋ができ、街にはタピオカミルクティーを飲む若い子であふれかえっていました。

今ではピークはすぎていますが、今でも街でタピオカミルクティー屋を見かけたり、お祭りの屋台でタピオカミルクティー屋を見かけたりすることがあります。

タピオカミルクティーは日本だけなく、中国や他のアジアでも爆発的に人気になりました。なんと中国の研究でミルクティーがうつ病や不安などを感じる原因になっていることがわかりました。

中国の清華大学と中央財経大学の研究者が北京の大学生５２８１人を対象に調査したと

ころ、タピオカミルクティーは依存症の症状だけでなく、うつ病や心の不安を感じる問題にも関連していることがわかりました。その研究結果では、タピオカミルクティーの過度な摂取が依存症につながる可能性があり、うつ病、不安、自殺念慮と関連していることがわかりました。

ミルクティーには、牛乳や砂糖だけでなく、カフェインが含まれていることが多く、この種の飲み物が思春期の若者の気分の落ち込みや社会的孤立につながる可能性があるということがわかりました。エナジードリンクなども同じで、カフェインの摂取は一時的には気分は上がるものの孤独感を感じやすくなり、うつ病にもなりやすくなることがわかっています。世界的に若者がタピオカミルクティーを感情の調整をする方法として使用している可能性があり、これらの飲み物はＳＮＳや薬物と同じように中毒性があり、有害である可能性が極めて高いです。

タピオカミルクティーを飲むと一時的には高揚感などを味わうことができますが、精神的な影響を与えるだけでなく、肥満など身体的な問題を引き起こす可能性もあるので飲み方には十分に気をつける必要があると思います。

62 過度の飲酒が周りに与える影響

毎日、お酒を飲む習慣があるという人は多いのではないでしょうか？　仕事が終わったあとの一杯を楽しみにがんばっているという人も多いと思います。

家族や友だちなど気の合う人と一緒に飲むお酒は格別なものがあります。ただ、お酒は依存性が高くアルコール依存症になりやすいので、お酒との付き合いはほどほどにしておかなければなりません。

オーストラリアの成人の約5分の1が、知り合いの過度の飲酒による被害を報告しています。特に女性は、同居（家族、友人、恋人、同僚など）しているときに多くの被害を経験していることがわかりました。

オーストラリアにあるラ・トローブ大学のアン・マリー・ラスレットらは、ランダムにオーストラリアの1万5774人の生活を調査しました。

調査は、過去12カ月間に「大量飲酒者または時々たくさん飲む」知り合いの飲酒によって悪影響を受けたかどうか、およびこれらの被害の性質について調べました。

すると、調査対象者の約66％が、人生で大量のお酒を飲んだことがあると報告し、22％以上がよく知っている人の飲酒によって悪影響を受けたことがあると報告しました。回答者のうち、6％が家族から危害を受け、15％は同居していない家族から危害を受けたと報告しています。また、家族以外では7％が友人から、3％が同僚から危害を受けたと報告していることがわかりました。

適量のお酒がストレス解消に良いという研究結果もあります。その研究では、あくまでも適量というのがポイントです。目安としては500㎖のビールを1本、ワインなら2杯、25度の焼酎なら100㎖ぐらいが適量と考えられています。それを超えての飲酒はストレス解消にはなりませんのでお気をつけください。

ストレスから飲酒をするという場合もあると思いますが、過度な飲酒は周りの人に迷惑をかけてしまう可能性があります。飲酒によって人生を棒に振るケースもありますので、お酒を飲む人は気をつけて下さい。

63 仕事の途中で話しかけられるストレス

忙しいときに話しかけられるのは誰にとってもイヤなことです。また、集中して仕事をしているときに邪魔をされるのもイヤなことだと思います。

「話しかけられた後、なかなか集中できなくなってしまった」「計算をしていたのに、どこまで計算したか忘れてしまった」「いいアイデアが思いつきそうだったのに……」という経験をしたことがある人は多いのではないでしょうか。

スイス連邦工科大学チューリッヒ校のジャスミン・カーは、実験の参加者を90人集めて、研究室を実際のオフィスのように机とパソコンを並べ実験を行いました。

実験では、参加者は保険会社で働いているふりをして、コピーを取ったり、販売数の計算、予約のスケジュール設定など、さまざまな事務作業を可能な限り実行しなければなりませんでした。

参加者が仕事をしていると、2人の俳優が人事担当者のふりをして部屋に入ってきて、参加者たちに追加の仕事を頼みました。参加者たちは3つのグループに分けられ、1つのグループの参加者には簡単な仕事をお願いし、その他の2つのグループの参加者たちには、通常の仕事をしながら、心理的ストレスがかかる仕事（オフィスでの昇進試験に応募する）をお願いしました。

心理的ストレスがかかる仕事をお願いされた2つのグループのうちの1つのグループには、途中でアンケートと唾液サンプルを取ることによって仕事が中断されました。もう1つのグループは、アンケートと唾液サンプルを取り、さらにチャットで仕事の進捗を送るように頼み仕事の邪魔をしました。

これらの3つのグループのストレスレベルを計測しました。その結果、心理的ストレスのかかる仕事を頼まれた2つのグループの参加者たちは、心拍数が上昇し、唾液中の「ストレスホルモン」であるコルチゾールの放出が多くなりました。

心理的ストレスがかかる仕事をした2つのグループの間には顕著な違いがありました。チャットで仕事の進捗を送るようにお願いされたグループの参加者たちは2倍のコルチゾールレベルが計測されていました。やはり仕事の中断が増えるとストレスも増えることが証明されました。

会社で働いていると、上司や部下から話しかけられることは仕方がないことですが、できるなら午前中は打ち合わせや会議をする時間、午後は仕事に集中する時間など切り替えができるように工夫ができるとストレスがかからず効率も上がると思います。

自分が上司の立場だったら「何か相談があるなら午前中にして」と伝えておくのもいいと思います。

ただ、自分が部下の立場だった場合はなかなか仕事のコントロールができないと思いますので、集中したいときは少し話しかけづらいシチュエーションを意図的につくるなどの工夫が必要だといえるでしょう。ただ、その後に仕事がしづらくなるので、話しかけるなオーラの出しすぎには注意をしてください。

64

ストレスがあることで記憶力が高まることもある

ストレスがあることは悪いことなのでしょうか？

現在の社会でストレスを抱えていない人は一人もいないといっても過言ではありません。テクノロジーが発達して、仕事、友達、恋人、親などと、どこにいても、どんな時間でも連絡が取れる状況になっています。こんな状況ではなかなか自分のスイッチをオフにすることはできません。常にオンになっている状況なので誰でもストレスは自然と抱えてしまいます。

もちろん過度なストレスは心身ともに悪影響で、病気になってしまう可能性もありますので、十分に気をつけなければいけません。朝起きられなかったり、食事ができない、夜眠れないなど体に症状があった場合は、この本を置いてすぐに病院に行ってください。

最近、少しのストレスであれば記憶力がＵＰするという研究結果が発表されました。

米国ジョージア大学のアサフ・オシュリらが1200人以上の健康な若年成人を対象に行った新しい研究によると、精神的ストレスは一定のレベルを超えた場合にのみ有害であり、中程度のストレスの場合では有益な効果をもたらすことがわかりました。

この研究では、参加者が特定の道具や顔を認識する記憶力のテストを実施しました。その間ずっと、参加者の脳はスキャンされていました。

記憶テストを行っている最中の脳活動を見てみると、ストレスのレベルが高い参加者は、短期記憶（ワーキングメモリとも呼ばれる）をつかさどる脳の領域の活動が少ないことに気づきました。一方、低から中程度のストレスの参加者は、脳内のワーキングメモリの活性化が高い状態でした。これは、記憶テストの結果とも相関がありました。

この結果から、少しのストレスは、記憶力を高めるのには役立つということがわかりました。ストレスが必ずしも脳の機能に有害ではないことがわかりました。

興味深いことに、今回の研究では、家族や友人がいる人はストレスを低から中程度に自分のストレスを管理できる人が多く、記憶テストは良い結果が出ました。ストレスがあることが少しプラスに考えることのできる研究です。

65

時間を忘れて集中することはいいことなの？

「スマホで映画を観ていたら、気づいたら3時間経っていた」
「本を読んでいたら、没頭しすぎて2駅ほど乗り過ごしてしまった」
「楽器を演奏していたら、いつの間にか悩みごとをしていたのを忘れた」

このように集中力が高まり、時間が経つのも忘れてしまい、夢中になっている状況を心理学用語で「フロー体験」と呼びます。フローを経験すると、私たちは非常に効率的になり、時間を忘れる傾向があります。

フロー体験は多くの場合、ポジティブな経験です。自分が好きなことをしているときに起こることが多い現象だからです。では、フロー体験は精神的には良いことなのでしょうか？

オーストラリアのメルボルン大学のエマ・ガストンらは、スウェーデンの患者登録簿に登録されている9300人の実際の診断書を使用して調査しました。その結果、フロー体験を経験しやすい人は、うつ病、不安神経症、統合失調症失、双極性障害、ストレス関連障害、心血管疾患などの特定の疾患リスクが低いことがわかりました。

私たちがフロー状態にあるとき、私たちは自分の人生を振り返ってみたり、将来を心配したりする時間が減っている可能性があります。

それは単に、私たちが忙しく、やりがいのある経験をしているからです。ですから、もしあなたが好きなことをしていて、空間と時間の感覚が失われてしまうのであれば、少なくともその瞬間は、それがあなたにとって良い時間を過ごせているということです。没頭できる時間は私たちにとってとても貴重な時間です。

たまには、自分の好きなことに時間を使って、フロー体験をしてみると、嫌なことやストレスが軽減できるかもしれません。とはいっても、好きなことをしていても必ずフロー体験ができるわけではありません。

あなたが時間を忘れるくらい没頭できものを探してみてください。

66

スマホを見ることは本当に悪いことなの？

今どきの若者はデジタルの世界で育っており、物心がついたころからスマホをいじっています。毎日、子どもがスマホに費やす時間は多くの親が心配していることの1つです。なんとなく、私たちはスマホが10代のうつ病、不安、自殺などを引き起こしている原因なのではないかと思っている節があります。

しかし、実際にはスマホが若者のメンタルヘルスの問題を引き起こすかどうかについては確固たる証拠はほとんどありません。感覚的にいっている人がほとんどです。

米国ノースカロライナ大学のマイケル・ジェンセンの研究では、ノースカロライナ州の経済的および人種的に多様な公立学校に通う9歳から15歳までの2000人以上の生徒を調査しました。参加した学生には、メンタルヘルスの状態について1日3回質問され、1日の終わりに、毎日のスマートフォンの使用時間について報告してもらいました。

1年後、この2000人の中からランダムに約400人を選び、スマートフォンの使用頻度を徹底的に追跡しました。その結果、思春期の若者のスマートフォンを長期にわたって集中的に追跡した縦断的研究では、青少年のスマートフォンの使用とメンタルヘルスの状態との相関関係または因果関係を裏づける証拠はほとんど見つかりませんでした。驚くべきことに、ジェンセンらはスマートフォンの使用にいくつかの利点があることも発見しました。

メールを多く送る若者は、うつ病のレベルが低かったことを報告しています。

現段階では、テクノロジーが新世代とそのメンタルヘルスにどのような影響を与えているかをいうのは時期尚早なのかもしれません。

ただし、SNSについては、あまり使いすぎると「孤独感が増す」という研究報告もありますので、使い方には注意をしましょう。

「孤独感が増す」理由としては、SNSは簡単に友だちのことを調べられてしまうからです。友だちの生活と自分の生活を比べてしまい、自分の生活が充実してないのではと勘違いをしてしまうからなのです。

これからの大人は、スマホやＳＮＳが10代の若者のメンタルヘルスに良いか悪いかについて議論するのではなく、オフラインとオンラインの両方で彼らをサポートする最善の方法を考え始める時期に来ているのかもしれません。

すでにスマホは生活必需品になっています。若者は１人１台は必ず持っています。スマホに生活を支配されるのではなく、使い方を大人も子どもも学んでいく必要があるのではないでしょうか。

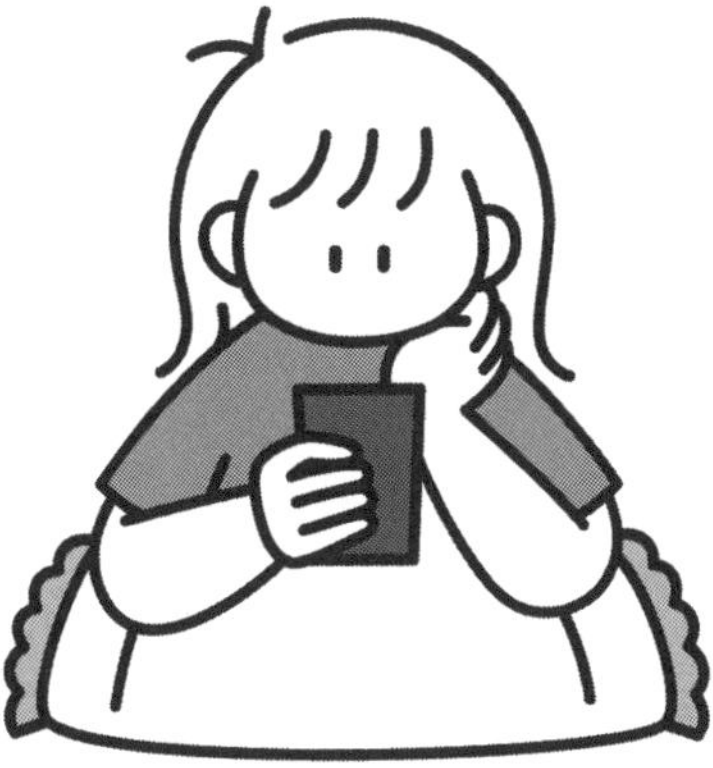

67 ソーセージやハムを食べると認知症のリスクが高まる

ソーセージやハム、ベーコンなどの加工肉が好きな方は多いのではないでしょうか？加工肉は、塩分や旨味が強いため、子どもにも好まれています。

手軽に料理ができる加工肉は、時間のない朝などに重宝します。ハムエッグ、ホットドッグ、ハムサンドなど朝食の定番メニューとしても多く利用されています。

しかし、加工肉は塩分や添加物が多いので、健康に気をつけて食べることが大切です。新しい研究では、加工肉を食べると認知症の可能性が高まることがわかりました。

アメリカのボストンにあるブリガム・アンド・ウィメンズ病院のユハン・リーらは、医療関係者の13万人のデータを調査しました。このデータから、リーらは赤身肉と認知症の関連について調べました。

その結果、加工された赤身の肉を週に2回食べるだけで、月に3回未満しか食べない人と比較して、認知症のリスクが14％上昇しました。

赤身の加工肉をナッツや豆類に置き換えると、認知症を発症するリスクが20％減少し、全体的な認知力の老化が1・37年遅くなることがわかりました。

また、この研究では、ハンバーガー、ステーキ、ポークチョップなどの未加工の赤身肉にも注目しました。その種類の肉と認知症との間には関連性は見られませんでした。

アルツハイマー病やその他すべての認知症の予防はより健康的な食事を取ることが大事だということが改めてわかる研究結果です。特に認知症を予防するためには、加工肉を食べることは極力避けたほうがいいといえるでしょう。

その他にも加工肉は心血管代謝面に負荷をかけやすく、メンタルヘルスにも影響を与え、うつ病の発症リスクを上げることもわかっています。食べ物がメンタルヘルスに与える影響は予想以上に大きいのです。

加工肉は頻繁に摂取すると、心身の健康に悪影響を及ぼす可能性があるため、できるだけ控えたほうがいいといえるでしょう。

68

月経とメンタルヘルス

女性には毎月1回来るものがあります。それが月経です。

月経は平均して一生に約480回あり、その周期は通常23~38日です。月経前とは月経が始まる前の約1週間で、月経周期全体の約4分の1を占めます。

特にPMDD（月経前不快気分障害）のある人にとっては、月経前の症状を経験する時間が長いことを意味します。

PMDDは女性ホルモンに影響される病気で、感情の起伏が激しくなり、怒ったり、泣いたり、落ち込んだり、症状は人によってさまざまです。

女性であれば誰でもなる可能性があり、特に仕事を持っている人がなりやすいとされています。真面目で責任感が強い人がストレスを感じてなりやすいともいわれています。

残念なことに、PMDDは自殺のリスクも高めるという研究報告もあるのです。

スウェーデンのカロリンスカ研究所のマリオン・オパトフスキらの、40万6488人を対象にした研究により、PMDDの女性は自殺のリスクが高いことがわかりました。実際、自殺で死亡する人の割合は、PMDDのない女性の2倍以上です。PMDDには、重度のうつ病、不安、怒り、気分のむらなどの症状が出やすいとされています。

PMDDと診断された女性の自殺リスクは年齢に関係なく高いという研究結果が出ています。このことは、PMDDの若い女性に対する慎重なフォローアップの重要性を裏づけております。PMDDを持つすべての女性のためのケアを今すぐに国で対策する必要があるといえるでしょう。

このように、PMDDはとても怖い病気です。少しでも、生理前に感情の起伏が激しくなると感じているようであれば、すぐに病院で受診してください。

低用量ピルを飲んで、女性ホルモンの変動を抑えたり、バランスの良い生活、適度な運動などで改善できる場合もあります。男性の方はなかなか理解するのが難しいと思いますが、パートナーのためにも知っておいたほうがいいでしょう。

69

女性の病気休暇の原因

中年期の女性が仕事のストレスを抱えた場合、健康に影響が出ることがあります。この年代では、ホルモンバランスの変化（更年期など）や家庭内での責任のプレッシャーが重なり、ストレスが増加しやすいのです。

スウェーデンにあるヨーテボリ大学のキルスティン・ミルッグらの研究で、仕事のストレスを経験した中年女性は、将来の病気休暇のリスクが大幅に高くなることを明らかにしました。この研究で使用されたデータは、スウェーデン社会保険庁などの情報をもとにしたもので、38歳と50歳の2つの異なる年齢の５７３人の女性に関するものです。

研究が始まったとき、参加者の大多数（５０４人の女性）は雇用され、働いていました。75％の人は、仕事や家庭で精神的ストレスを経験しています。

翌年、調査した16％が少なくとも1回は2週間以上続く病気休暇を経験しており、病気休暇のパターンは明確でした。

21の項目の仕事ストレスのうち、「人間関係の対立」と「裁量がない」ことが、病気休暇と関連していました。

人間関係の対立に関しては、自分自身が関与しているかどうかにかかわらず、誰かが対立しているだけもストレスになることがわかりました。職場での対立を報告した女性は、病気休暇を取得する可能性が2倍以上（2・31倍）でした。

裁量がないことも、病気休暇のリスクが高いこともわかりました（1・71倍）。

この研究で、職場で人間関係の対立があり、裁量がほとんどない場合、中年期の女性はストレスを抱えやすいということが明らかになりました。

職場の女性の病気休暇を減らすためには、労働環境の改善が重要だということがわかります。また女性もこの時期にこういった理由でストレスの影響を受けやすいということを理解しておけば、予防にもつながります。

70 女性の飲みすぎは死亡リスクを高める

最近は、女性向けのお酒が多く開発されています。アルコール度数が低い2%〜3%くらいのものやオシャレなパッケージのものが多く販売されています。

しかし、お酒が好きな女性の方は気をつけてください。最近、このような研究が発表されました。

オーストラリアのフリンダース大学のコスタディノフらは、若い女性の飲みすぎは、男性よりも、深刻なうつ病や不安などの精神疾患につながる可能性があると警告しています。また、精神疾患以外にも肝臓や心臓などの健康問題にもつながる可能性が高まるということがわかりました。

1950年から1980年の間に、オーストラリア人女性の1日のアルコール摂取量は203%増加したのに対し、男性はわずか6%でした。この傾向の相違は、アルコール使用のパターンの変化があります。男性は特に変化がなかったのですが、女性にも男性と同じくお酒を飲む文化が広がったのです。

1990年代以降、特に女性を対象としたアルコール製品、飲酒スペースが増え、アルコール文化がさらに発展していきました。

この研究では、オーストラリアで初めて、非常に高いリスクレベルで飲酒する女性の有病率と特徴を調べ、男性と比較し、全国的なプロファイルを作成しました。

以前に発表された研究では、男性の割合が女性よりも非常に高いリスクレベル（男性10・4％、女性3・1％）でアルコールを摂取していることがわかりましたが、現在では多くのオーストラリア人女性も非常に高い割合で飲酒していることがわかりました。

飲酒する女性の特徴は男性とは異なるようで、女性は同程度の飲酒量を持つ男性と比較すると、若くて、未婚で、高い心理的苦痛を経験していて、精神疾患を抱えている可能性が高いのです。

この研究は、オーストラリアの研究ではあるものの、日本でも女性の飲酒量が増えている傾向があります。気をつけなければなりません。

アルコールの摂取は、女性の自然な生体リズムと相互作用する可能性があり、更年期障害や女性特有の病気を悪化させるという研究結果も増えてきています。

女性の飲酒量は、一般的に男性の半分から3分の2くらいにするのが安全だといわれています。特に女性の方は、お酒はほどほどにしておいたほうがいいでしょう。

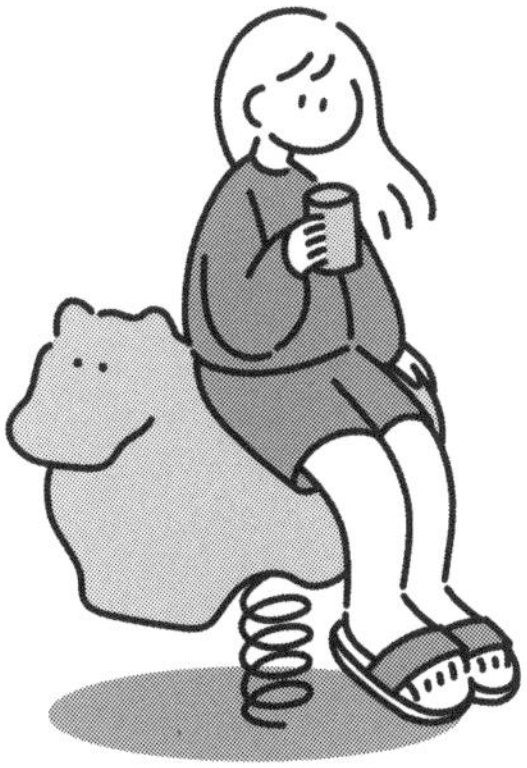

71

認知症リスクを高める時期

人生にはさまざまなライフイベントがあります。就職、転職、結婚、出産、住宅購入などがそれにあたります。

幸せなライフイベントでしたら、ストレスを感じることはほとんどないと思いますが、愛する人の死や離婚、失業などの強いストレスがかかるライフイベントは、認知症を発症する可能性を高めることが明らかになりました。

スペインにあるポンペウ・ファブラ大学のエレニ・パルパツィスらは、1290人を対象に、18のストレスの多いライフイベントと、それが人生のいつ頃に起こったかについて調べました。

研究者らは、中年期のストレスの多いライフイベントがアルツハイマー病と関連していることを発見しました。具体的に中年期のライフイベントというのは、親の死やパートナーの病気、失業などです。

中年期は、社会的役割の変化、体力的な衰えからストレスの影響を受けやすいことがわかっています。この研究で、中年期において、ストレスの多いライフイベントがあるとアルツハイマー病に関連する脳の変化の発達に関係することが明らかになりました。残念ながら、ストレスの多いライフイベントを避けることは難しいです。

ストレスの多いライフイベントを乗り越えるためにも、日頃から自分のストレス解消法を見つけておくことが大事です。本書で紹介している方法を試して、自分にあったストレス解消法を見つけてください。

運動、瞑想、セラピストに助けを求めるなど、自分のストレスへの対処法を身につけておくとそれによって少しは気持ちを切り替えることができるようになります。

また、ライフイベントのストレスを軽減させるためには体の健康も大切です。生活習慣を整えて、心身ともに良い状態でいることが大切です。

72

愛する人を亡くすと老化が加速する

身近な人が亡くなったときの気持ちは、非常に複雑で、悲しみや喪失感、寂しさなどが一度に押し寄せてきます。病気などでなく、事故で身近な人が亡くなったときは、突然の別れに対して心が追いつかず、実感が湧かないという状態が続くことでしょう。

大人であっても、現実を受け入れるのに時間がかかってしまうことは無理のないことです。

最近の研究で、家族のような身近な人を失うと、老化が早く進む可能性があると、米国コロンビア大学のアリソン・アイエロが明らかにしました。

この研究では、親、パートナー、兄弟、または子どもを亡くした人は、そのような喪失を経験していない人と比較して、生物学的老化が進んでいる兆候を示していることがわかりました。生物学的老化とは、細胞、組織、臓器の機能が徐々に低下し、慢性疾患のリスクが高くなることをいいます。

アイエロらは、1994年から1995年に調査した「青年期から成人の健康に関する全国縦断的研究」のデータを使用し、12歳から19歳の2万745人の青少年を追跡調査しました。約30年後にそのうちの4500人に血液サンプルを提供してもらい、インタビューをしました。その結果、参加者の約40%が、33歳から43歳の成人期に少なくとも1回の喪失を経験しています。親の喪失は、小児期および青年期よりも成人期に多く見られました。

成人期に2回以上の喪失を経験することは、1回の喪失よりも生物学的老化と強く関連しており、喪失がない人よりも明らかに生物的老化の進行が早いということがわかりました。この研究で、愛する人を失うことと生涯にわたる健康問題と関係があることが明らかになりました。

多くの場合、愛する人を失うとメンタルヘルスの問題につながります。その結果、メンタルだけでなく、身体的な健康上のリスクを高める原因になるといえるでしょう。

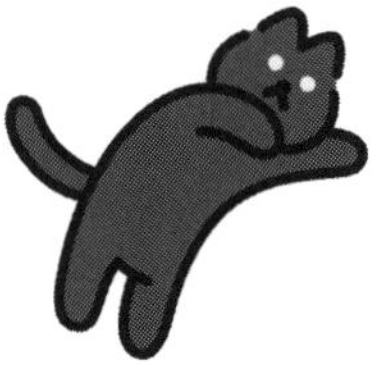

第6章

社会とストレス

73

渋滞が私たちの健康を害する

車で通勤している人は、事故などで交通渋滞に遭ったことはありませんか。

会議などがあって早く出社しないといけないときに限って、渋滞に巻き込まれてしまったり、早く家を出たときに限って渋滞に巻き込まれてしまい、通勤時間が長くなったりするとそれだけでストレスを感じてしまいます。

また、ゴールデンウィークや夏季休暇などの長期休暇に渋滞に巻き込まれてしまうケースも多いでしょう。せっかく休日にリラックスしようと思って出かけたのに渋滞に巻き込まれてしまって台無しになってしまったことがある人も多いのではないでしょうか？

渋滞に巻き込まれたい人はいないでしょうが、果たして渋滞や長時間の通勤が私たちの健康にどうような影響があるのでしょうか。

韓国の仁荷大学の公衆衛生の研究者であるイ・ドンウクらは、2万3000人以上を対象とした新しい研究で、1時間以上かけて車で通勤する韓国人は、30分未満の短い通勤時間の韓国人よりも、抑うつ症状を経験する可能性が16％高いことがわかりました。

2万3415人の回答者のうち4分の1が、抑うつ症状を経験したことを報告しました。抑うつ状態になりやすい理由として渋滞が大きく影響していました。

この研究では因果関係を示していませんが、男性の1時間以上の通勤とメンタルヘルスの悪化との関連は、未婚で週52時間以上働き、子どもがいない人が最も強いことがわかりました。女性では、低所得、交代勤務、子ども有りの人が最も強いことがわかりました。

この研究結果では、長い通勤時間と抑うつ症状の悪化との関連は、低所得労働者の間でより強いことがわかりました。しかし、皮肉なことに、在宅勤務への移行は、低所得者よりもホワイトカラーや高所得者層でより急速に進んでいます。交通手段や移動時間、移動距離は、人々の健康にも影響することがわかる研究結果です。

私は、渋滞に巻き込まれるとイライラしてしまうので、渋滞しそうなときなどは、早朝や深夜に出かけてなるべく渋滞に巻き込まれないように気をつけています。

74

男性の未婚者は老けやすい

「男性の未婚者」は、社会的なプレッシャーや孤立感、将来に対する不安など、精神的なサポートの欠如など、既婚者に比べると心の負担を感じる場面が多いといわれています。

カナダにあるトロント大学のメイベル・ホーらは7000人以上の中年以上のカナダ人を約3年間追跡し、最適な老化について調べました。

この研究では、最適な老化とは、自己申告による幸福度、良好な身体的健康、精神的健康と定義をしました。

研究によると、既婚男性または研究期間中に結婚した男性は、未婚の男性と比較して最適に老化する可能性が2倍高いことがわかりました。

女性では、既婚女性と未婚女性を比べても最適な老化の違いはありませんでした。

以前の研究では、結婚は男性と女性の両方にとってよりよい健康状態と関連していることが示されていましたが、今回の研究では未婚男性だけ健康状態が悪いことがわかりました。

既婚者たちは、禁煙や定期的な運動など、前向きな健康行動を試してみたり、健康を維持するために夫婦で励まし合っているのかもしれません。

社会的に孤立していない高齢者は、老年期に最適な健康を維持できる可能性が高いので、パートナーがいると自然と社会的孤立が防げるのかもしれません。

ただし、未婚であることは必ずしも不幸なことではなく、個々の価値観や人生の選択によっては既婚者よりも幸福だと感じることもできるでしょう。

最近では、独身であることをポジティブに捉え、自由や自己成長を追求するライフスタイルを選ぶ人も増えています。

未婚の男性は、恋愛対象の相手でなくても、友だち、同僚、ご近所さんなど気の合う人と定期的に会う機会をつくっていれば、社会的孤立の状態ではないので、既婚者と同じように最適な老化をすることができるでしょう。

75 猛暑が精神疾患に影響する

２０２４年の夏も猛暑でした。35度を超える日が続き、９月になっても暑い日が続きました。年々、気温の上昇が見られます。

７月～９月は、エアコンをつけないと生死に関わる季節になってしまいました。知っている方は少ないですが、実は７月～９月の熱中症の季節には、メンタルヘルスの不調による入院患者が急増するそうです。

私たちは、肉体的にも精神的にも暑さに対する備えをする必要があります。

熱中症などは、猛暑のリスクとしてよく知られていますが、猛暑下で注意するべきは熱中症だけではありません。メンタルヘルスが損なわれる可能性もあるのです。

猛暑は体力を消耗しやすく、心も疲弊していきます。夜などは暑さで熟睡できなくなるので、イライラが募り、攻撃性が高まるようです。

米国オクラホマ州立大学のピーター・クランクらの研究で、暑さが持病の精神疾患を悪化させ、入院や死亡する可能性を高めることが明らかにました。

研究によると、社会経済的に低いグループ、高齢者、路上生活者は、暑い状況にさらされるリスクがより高いことがわかりました。

精神疾患と気温の関係は、医学が進んだことで、最近になってようやく解明されてきました。

また、暑い日は、気圧が急激に変化します。それにより、大気が不安定になりやすく、雷雨や豪雨が発生しやすくなります。気圧の変化は、自律神経に影響し、頭痛やめまい、不安感を高めることにもつながります。また、暑い日は外出を控えるようになり、運動不足や人と会う回数が減り、社会的な孤立を感じやすくなります。食事も冷たいものを食べる機会が増えるので胃腸に負担をかけてしまいます。

夏は、栄養バランスの良い食事を取り、朝や夜の比較的涼しい時間に、ウォーキングなど無理のない運動をして、運動習慣をつくっていかなければ、心身ともに健康な状態を維持するのは難しいといえるでしょう。

76

公園は高齢者のメンタルヘルスに役立つ

公園に行くと子どもたちが元気に遊んでいます。

子どもたちが元気で遊んでいる姿を見ることは、親やおじいちゃん、おばあちゃんにとって嬉しいことです。この前まで、一人でブランコを漕ぐことができなかった子どもが、次に見たときにはブランコを一人で漕いでいて、子どもの成長を感じることができます。

おじいちゃん、おばあちゃんにとっては、自分の子どもでなくても、子どもが遊んでいる姿を見ていると、昔の友だちのことを思い出したり、昔の遊んでいたときのことを思い出したりするものです。

新しい研究では、高齢者が公園で子どもと一緒に過ごすことでメンタルヘルスの改善に役立つ可能性があることがわかりました。

南オーストラリア大学のファンケ・ペンらは、遊具などが置いてある公園を通じて、世代間の利点について調べてみました。

公園では、子どもは遊具で遊んだり、ボールで遊んだり、鬼ごっこなどをしたりして遊んでいます。大人はウォーキングをしたり、子どもと一緒に遊んだりしています。老人は、ゲートボールをしたり、ラジオ体操をしたり、近所の人や子どもたちと交流する場所にしています。

現在、世界中で核家族化が進み、子どもと高齢者が交流する場所が減っています。特に高齢者と若者との間には社会的な隔たりがあります。

高齢者は、孤立感や社会的孤立を引き起こしやすく、それが高齢者のうつ病、不安、自殺念慮、認知機能の低下につながる可能性があります。

今は高齢者にとって、社会とのコミュニケーションの場の役割が公園になっています。色々な世代でコミュニケーションを取る共有のスペースとなっているのです。

子どもとお年寄りが互いに交流できる公園をつくることは高齢者のメンタルヘルスの向上につながるのです。また、子どもたちは高齢者と触れ合うことによって、世代間のギャップを埋め、お年寄りの知恵や歴史を学ぶことができます。

77

アメリカの大学生のストレスがヤバい

現在、アメリカの大学では心的外傷後ストレス障害（ＰＴＳＤ）と急性ストレス障害（ＡＳＤ）が急増しています。アメリカの大学生の間でかつてないほど不安が高まっています。

なぜ、そんなにアメリカの大学ではストレスが大きく広がってきているのでしょうか。

米国アラバマ大学のユサン・ザイらは、全米の３３２の異なる大学に通う39万２０００人以上のメンタルヘルスを追跡調査しました。このうちの約58％が女性です。データによると、調査期間中、大学生の１万９３４９人（４・９％）がＰＴＳＤと診断され、１８１４人（０・５％）がＡＳＤと診断されました。

２０１７年から２０２２年にかけて、ＰＴＳＤとＡＳＤの有病率が上昇傾向にあることが観察されました。ＰＴＳＤの有病率は２０１７〜２０１８年の参加者の３・４％から、

2021〜2022年には7・5％に上昇し、A〜Dは同期間に0・2％から0・7％に上昇しました。ザイらの研究によると、新型コロナウィルス感染症のパンデミック、キャンパスでの銃乱射事件、性的暴行、暴力、自然災害など、さまざまさ出来事がPTSDやASDの引き金になった可能性があると報告しています。

この研究は、アメリカの大学生の間でメンタルヘルスの問題がエスカレートしていることを浮き彫りにしております。

これは、アメリカの研究ですが、日本の学生にも同じことがいえるでしょう。新型コロナウィルス感染症という未知のウィルスが流行する中で、学生生活を送り、リモートでの授業、友だちづくり、常にマスクを着けた生活など不安が高まる要素がいっぱいあります。

日本ではまだ、よほどのことがない限り、心療内科に通うことがありません。しかし、日本でもきちんと検査をすれば、PTSDやASDと診断される学生は多いのではないかと思います。

今後、日本でも若者のメンタルヘルスの問題が予想されるので、少しでも不安が高まってきたら気軽にカウンセリングや心療内科に行ける社会にしたいですね。

78

アメリカ人の8人に1人が不眠症

不眠症になる原因はさまざまです。

「仕事や人間関係のプレッシャー」「夜勤で不規則な睡眠時間」「夜遅くまでのパソコンやスマホの使用」「オンラインゲームのやりすぎ」「過度のカフェインやアルコールの摂取」「体の痛みやホルモンバランス」など、人によって原因はさまざまです。

驚くことに、アメリカ人の8人に1人が不眠症ということが、新しい調査で明らかになりました。日本でも、不眠症の数は10人に1人で、睡眠に関して何かしら悩みがある人が30％～40％ほどいるといわれています。

世界中が不眠症や睡眠で悩んでいるといえるでしょう。

米国睡眠医学会の調査によると、アメリカ人の約12％が慢性不眠症と診断されたことがあるという回答をしています。男性（13％）は、女性（11％）よりも慢性不眠症と診断された割合がわずかに高いということがわかりました。また、慢性不眠症の診断率が最も高いのは30歳~45歳（15%）と報告しています。

慢性的な不眠症は、夜の睡眠だけでなく、日中の気分やパフォーマンスにも影響を与えます。慢性的な不眠症は、身体的、精神的、感情的な健康を損なう可能性があり、うつ病、不安神経症、薬物乱用、自動車事故、アルツハイマー病などさまざまなリスクを高める可能性があります。

眠れなくて悩んでいるという方は、一人で悩まないで、すぐに医師に相談してみてください。最近では、睡眠外来なども珍しくなくなってきたので一度気軽に相談に行ってみてください。

誰でも簡単に眠気を改善する方法としては、生活リズムを一定にして、夕方以降はカフェインを避け、寝る前の2時間はスマホやパソコンをいじるのをやめることです。

また、ストレッチやウォーキングなど軽めの運動をし、部屋を暗くして温度を最適にしてベッドやお布団に入りましょう。これを繰り返していると少しずつ睡眠の質が良くなることがあります。睡眠で悩んでいる人はお試し下さい。

79

差別によるストレス

日本でも、中国人や韓国人への差別、アイヌや琉球民族に対する差別、部落差別、LGBTQに対する差別など、残念ながら現在でもさまざまな差別が残っています。日常生活においても、性別による差別、外見や体形に関する差別、職業による差別、年齢による差別、障害者に対する差別など、多くの差別が存在しています。

最新の研究で、差別をされると、うつ病や不安神経症のリスクを高めている可能性があることがわかりました。

米国ジョージア大学のリー・ハタウェイは、1500人以上の黒人アメリカ人の青少年を3年間追跡調査しました。調査の回答と脳画像データを分析して、脅威を感知し、感情を調節する脳の部分（扁桃体）が、人種差別の経験をするとどのように反応するかを調べました。扁桃体は、不安や恐怖といった感情に深く関わっている部分で、正常に機能しないと精神疾患になりやすいといわれています。

調査では、参加者は、人種を理由に不当な扱いを受けたり、受け入れられなかったりしたと感じた経験について質問しました。

例えば、恐怖や不安を感じたり、悲しみや憂鬱な気持ちを味わったりしたかどうかなど、精神状態について尋ねました。さらに、この調査では、参加者の行動について、自分のことが好きだと思うか、短気だと思うかなど、尋ねました。

研究者らはまた、ネガティブおよびニュートラルな感情刺激中の参加者の扁桃体の反応を示す脳画像データを分析しました。多くの参加者にとって、人種差別に直面すると、扁桃体が本質的にシャットダウンすることがわかりました。

扁桃体が不活性化すると、ストレスを内面にしまい込んでしまいます。ハタウェイらによると、これらの感情を押さえ込むには、大きな代償がともなうといいます。これらの参加者は、他の参加者よりも高いレベルのうつ病と不安を感じることがわかったのです。

人種差別、貧困、コミュニティでの暴力などによって引き起こされるストレス要因を内面化することは、感情に大混乱をもたらすだけではありません。心臓病、高血圧症、糖尿病、脳卒中を発症するリスクが高くなることもわかっています。

差別を完全になくすことは、なかなか難しい問題です。無意識に差別をしているケースも多く、差別に対する意識は人によってそれぞれ違います。

差別をなくすには、社会全体の意識を変えることが必要で、教育や法整備なども整えていく必要があります。

まずは自分ができることから始めていき、周囲に広げていくことが大事です。

80

差別をされると老化が加速する

差別は老化の生物学的プロセスを早める可能性があることが、新しい研究でわかりました。差別を経験すると、老化のプロセスが早まり、それが病気や早期死亡率の一因となり、健康格差に拍車をかけている可能性があることがわかりました。

なぜ、差別をされると老化が進むのでしょうか？

米国ニューヨーク大学のアドルフ・クエバスらは、約2000人の米国の成人から血液サンプルを集め調査をしました。

参加者は、日常の差別、特別の差別、職場の差別の3つの形態の差別の経験について尋ねられました。日常の差別とは、日常生活における微妙な事例を指しますが、特別な差別は、激しい差別の事例（たとえば、警察官から身体的脅迫を受けるなど）に焦点を当てています。職場における差別には、不当な慣行、職業上の機会の阻害、アイデンティティに基づく処罰などが含まれます。

研究者らは、差別が生物学的老化の加速と関連しており、差別が多いと報告した人は、差別を経験しなかった人に比べて生物学的に早く老化することを発見しました。日常的な差別や重大な差別は一貫して生物学的老化と関連しており、職場での差別も老化の加速と関連していたが、その影響は他の2つと比べると少ないものでした。

差別と生物学的老化の加速との関連は人種によっても異なっていました。

黒人研究の参加者は、より多くの差別を報告し、生物学的年齢が高齢で生物学的老化が速い傾向がありました。

しかし、差別が少ないと回答した白人の参加者は、差別を経験したときにその影響をより受けやすいということもわかりました。

これらの研究により、差別は精神的疾患を引き起こしやすいだけでなく、老化にも影響することが明らかになりました。日本では、人種の差別はアメリカほどではないにしろ、他の差別は多数存在します。みんなが余計なストレスを感じずに生活できる環境を社会でつくっていかなければいけません。

81
マイノリティの人の寿命は短い

LGBTQ（レズビアン、ゲイ、バイセクシャル、トランスジェンダー、クィア）と呼ばれる性的少数者たちのニュースを見かける機会が増えています。これは、とても良い傾向だと思います。

日本では、同性を好きになる同性愛者たちにあまり寛容ではありません。なかなか社会でも受け入れてもらえません。これは、日本だけではなく世界的にも同じことがいえるようです。そのため、異性愛者と比べるとストレスの度合いが高いのです。

異性愛者の女性と比較して、バイセクシュアルの女性は37%、レズビアンの女性は20%も寿命が短くなることが最新の研究で明らかになりました。

米国ハーバード大学のサラ・マッケッタらは、1945年から1964年の間に生まれ、1989年以降に調査された10万人以上の女性看護師のデータを使用して研究しました。そのデータには、性的指向も示されていました。

マッケッタらは、参加者が告知した性的指向と30年間の死亡記録を調べました。その結果、性的マイノリティの女性は、異性愛者の女性よりも平均26％早く亡くなることがわかりました。これらの格差は、バイセクシャルの女性（37％早く亡くなった）とレズビアンの女性（20％早く亡くなった）の両方でも明らかになりました。

さらに、バイセクシュアルの人々は、パートナーの性別に基づいて異性愛者または同性愛者であると想定されているため、さまざまなコミュニティから排除されることがよくありました。ＬＧＢＴＱコミュニティの内外からも、明確なストレス要因に直面しています。

今後の私たちは、これらのことをしっかりと理解し、同性愛者も異性愛者と同じように、余計なストレスを抱えずに生きていける社会をつくっていかなければなりません。

自分が同性愛者だということを隠して生きるのは、とても心理的なストレスがかかります。何も悪いことをしていないのに、恋愛の話になるとコソコソしなくてはいけません。

このような環境でストレスが溜まるのは当たり前といえるでしょう。

82

経済的ストレスは身心に影響を与える

「給料が上がらない」「生活が苦しい」「貯金がなくて不安」などの経済的ストレスが精神的なストレスに影響があることはなんとなく予想ができます。

最近の研究では、経済的ストレスが精神だけでなく、体の健康にも長期的に影響することがわかりました。さまざまな研究で、お金のストレスは身体的にも影響がある証拠が見つかりました。

英国ユニバーシティ・カレッジ・ロンドン（UCL）と英国のキングス・カレッジ・ロンドンの科学者たちは、50歳以上の5000人に対して、ストレスと健康にどのように関連しているかを調べました。この調査では、6つの一般的なストレス要因（経済的負担、介護、障害、死別、病気、離婚）のうち、経済的負担は長期的に最も健康リスクが高いことがわかりました。さらに、離婚などの他のストレスが加わるごとに、その可能性はさらに高まることがわかりました。これは、経済的ストレスが私たちの生活の多くのことに関係し、家族にも影響し、社会的にも孤立する可能性があり、最悪、飢餓やホームレスにつながる可能性があるからかもしれません。

この結果から、必ずしもストレスが長期的な健康問題を直接引き起こしていることを意味するものではありませんが、経済的ストレスが老化した体には大きな影響を与え、他のストレスよりも大きな身体的影響をもたらす可能性があることがはっきりしました。

日本では、経済が長い間停滞していて、約30年間給料が上がっていません。そういったこともあり、ものすごい数の人が経済的ストレスを抱えていると思います。がんばれば給料が上がる時代ではないので、そのストレスは想像以上でしょう。

就職氷河期世代の人は特に、非正規雇用の人がいまだに多く、給料が上がっていない人も多いのではないでしょうか。結婚や子育てを考えられなくも無理はありません。

個人としてできることには限りがあります。スキルを磨く、節約、副業、転職するなどしてできるだけ経済的ストレスを軽減できる状況をつくることです。景気が悪くなると、人のストレスは増えていくのです。

あとがき

「こんな簡単なことでストレスって軽減できるんだ」
「不安な気持ちを持っているのって自分だけじゃないんだ」
「社会にはこんなに問題がたくさんあるんだ」

読者のみなさんに、そんな感想を持っていただけたとしたら、著者としてこんなに嬉しいことはありません。「悩み」はあまり深く考えてはいけません。

「不安」を感じたり、「ストレス」がなければ、みなさんは生きていけません。「不安」があるから、危険を避けることができます。たとえば、「不安」がなければ、ライオンやワニなどの動物に平気で近づいてしまい食べられてしまいます。また、「ストレス」があることによって新しいサービスが開発されます。

たとえば、昔は、映画は映画館で観るか、レンタルビデオを借りに行って観ていました。

今では、ほとんどの映画はサブスクで観ることができます。

このように「ストレス」があるから、いろいろなテクノロジーやサービスが発展をしているのです。

ただ、「不安」や「ストレス」とは上手に付き合っていかないと、うつ病などの精神的な病気を患ってしまう可能性があります。うつ病などの精神的な病気は、風邪などと違い、治療に長い年月を要するケースが大半です。最悪、命を落としてしまうケースすらあります。

本書を読んでいただき、1つでも実践していただき、一人でも多くの人に心が軽くなる経験をしていただき、一人でも多くの人に前向きになっていただけてたなら、著者冥利につきます。

最後まできちんとお読みいただき、お礼を申し上げます。ありがとうございました。

本書が一人でも多くの方に読んでいただけることを願っています。

田中はじめ

brain health, Nature Aging (2024).

- Jon-Patrick Allem, Social Media and Adolescent Health, American Journal of Public Health (2024).
- José Francisco López-Gil et al, Is the frequency of breakfast consumption associated with life satisfaction in children and adolescents? A cross-sectional study with 154,151 participants from 42 countries, Nutrition Journal (2024).
- Journal of the American Heart Association
- Kaila C. Putter et al, Examining the Lyrical Content and Musical Features of a Crowd-Sourced, Australian Pandemic Playlist, Music & Science (2023).
- Kirsten Berding et al, Feed your microbes to deal with stress: a psychobiotic diet impacts microbial stability and perceived stress in a healthy adult population, Molecular Psychiatry (2022).
- Kirsten J. Bucknell et al, A randomized controlled trial comparing the effects of self-reflective writing focused on successful and unsuccessful coping experiences on resilience, Stress and Health (2023).
- Lucy Emery et al, Humor in parenting: Does it have a role?, PLOS ONE (2024).
- Magdalena Żebrowska et al, Pet Attachment and Anxiety and Depression in Middle-Aged and Older Women, JAMA Network Open (2024).
- Marike Lancel et al, Shift work is associated with extensively disordered sleep, especially when working nights, Frontiers in Psychiatry (2023).
- Medical xpress
- Monash Centre for Youth Policy and Education Practice (CYPEP) et al, Young people's perspectives on missing out on being young., Monash University (2024).
- Netta Weinstein et al, Balance between solitude and socializing: everyday solitude time both benefits and harms well-being, Scientific Reports (2023).
- Physical Activity Guidelines Advisory Committee.
- Science X ・The New ENGLAND JOURNAL of MEDICINE

参考文献

- A Astrup et al, Does the concept of "ultra-processed foods" help inform dietary guidelines, beyond conventional classification systems? NO, The American Journal of Clinical Nutrition (2022).
- Alex S. Keuroghlian et al, Transgender health research needed, Science (2024)
- Carlos A Monteiro et al, Does the concept of "ultra-processed foods" help inform dietary guidelines, beyond conventional classification systems? YES, The American Journal of Clinical Nutrition (2022).
- Chaofu Ke et al, Habitual Coffee, Tea and Caffeine Consumption, Circulating Metabolites, and the Risk of Cardiometabolic Multimorbidity, Journal of Clinical Endocrinology & Metabolism (2024).
- "Colorism Attitudes and Use of Skin Lightening Agents in the United States.", International Journal of Women's Dermatology (2023).
- Creating arts and crafting positively predicts subjective wellbeing, Frontiers in Public Health (2024).
- David F. Bjorklund, The evolution of pretend play and an extended juvenile period and their implications for early education, Neuroscience&Biobehavioral Reviews (2024).
- Design for Dementia, Mental Health and Wellbeing
- Erliang Zhang et al, Dietary Rhythmicity and Mental Health Among Airline Personnel, JAMA Network Open (2024).
- enna R Cummings et al, A randomized experiment of the effects of food advertisements on food-related emotional expectancies in adults, Journal of Health Psychology (2023).
- Gesa Berretz et al, Romantic partner embraces reduce cortisol release after acute stress induction in women but not in men, PLOS ONE (2022).
- Hadiatou Barry et al, The Effect of Heat Exposure on Myocardial Blood Flow and Cardiovascular Function, Annals of Internal Medicine (2024).
- Healthday
- Huiqi Li et al, Association between consumption of fruits and vegetables in midlife and depressive symptoms in late life: the Singapore Chinese Health Study, The Journal of Nutrition, Health and Aging (2024).
- JAMA Network Open
- Jeff R. Temple et al, Intimate Partner Violence and Parenting, JAMA Pediatrics (2024).
- Jiahao Min et al, Accelerometer-derived 'weekend warrior' physical activity pattern and

田中はじめ（たなか・はじめ）

1980年生まれ、中央大学卒業。

就活で出版社のみを志望するが全滅。大学卒業後は、コンサルティング会社、出版社勤務を経て独立。出版社勤務時代は、プロデュースや書籍編集、ブックライティングなどを担当。携わった書籍は300冊以上。ビジネス書や人文書を多く手掛ける。

趣味は釣り、スノーボード、草野球。

現在はフリーの編集者。

世界最高峰の研究者たちが教える
ストレス解消法

2024年11月20日　初版発行

著　者　田中はじめ
発行者　野村直克
発行所　総合法令出版株式会社
〒103-0001 東京都中央区日本橋小伝馬町15-18
EDGE小伝馬町ビル9階
電話　03-5623-5121
印刷・製本　中央精版印刷株式会社

落丁・乱丁本はお取替えいたします。

ISBN 978-4-86280-972-8
総合法令出版ホームページ　http://www.horei.com/